Agradecimientos vii
Introducción ix
   La muerte en nuestra cultura xii
   Sobre mi preparación formal y esperanzas xiv

CAPÍTULO 1. Hospitalización y diagnóstico 1
   Recibiendo el diagnóstico 5
   Unos pretenden no saber, ¿o será que
     necesitan asegurarse? 7
   Los pacientes que no aceptan su condición 9
   Respete las defensas del paciente 11
   Confusión o falta de entendimiento 12
   El paciente debe compartir con alguien 14
   Cuando a usted le toque escuchar y apoyar 15
   Otra forma de recibir la noticia 16
   Tristeza tras recibir la noticia 19

CAPÍTULO 2. Las emociones no están sujetas a reglas
de comportamiento 25
   Enojo-ira 27
   El enojo con Dios 29
   Ira contra la enfermedad 29
   La importante función de la ira 30
   Confrontando los prejuicios 32
   Ayúdelo a vencer la vergüenza 33
   En busca de un milagro 34
   Presiones y prejuicios religiosos 36

CAPÍTULO 3. Soledad: cuando no hay con quién compartir
las penas 39
   Relato de una situación común 42

Cuando el paciente es un empleado 46
Cuando alguien comparte su secreto con nosotros 47
Proteja la intimidad del paciente 48
   Sentido común y honestidad 49

CAPÍTULO 4. La tristeza y algunas de sus causas 51
   De deprimido a triste 54
   Aceptación y resignación para el paciente, tristeza
      para sus seres queridos 55
      El tiempo malgastado puede causar tristeza 56
      Tristeza del paciente que cree que va a morir solo 56
   Aclaración sobre los derechos del paciente 57
      La pérdida de autonomía 61
      Paciente lector 61

CAPÍTULO 5. Cuando el paciente está grave. Cómo ayudarlo
a seguir adelante con más dignidad 63
   Pérdida de la fuerza física 63
   Pérdida de movilidad 64
   Dificultad al respirar 64
   Vómitos y diarrea 65
   Hinchazón 65
   Descomposición de la piel 65
   Hemorragia 66
   Pérdida del habla 66
   Pérdida del apetito 66
   Ser independiente 66

CAPÍTULO 6. Para ayudar al paciente a morir más cómodo ... 73
   Medicamentos 74
   Dolor 75
   Higiene 77
   Visitas inoportunas 77
   Ruido 77
   Habitación del paciente 77

CAPÍTULO 7. Morir con tranquilidad 81
   Un paciente que necesitaba compañía y consuelo 82

El paciente preocupado por su familia 86
Hablar claro 88
El joven que necesitaba permiso para morir 90

Nota final 93
Apéndice 95

A los pacientes que me han permitido cuidarlos
y que han compartido sus penas y alegrías conmigo.

A mi abuelo Gabriel que murió en la barraca
que se construyó en la esquina del patio, para vivir
en ella sin correr el riesgo de contagiar a su familia.

Dijo mi mamá:
"Después de que el doctor diagnosticó tuberculosis,
nunca nos volvió a besar ni a tocar."

Y para Kimo, Zerek, Claudine, Lucy y Bianca,
Nathan, Kaissa y Kimo Kai.

Agradecimientos

Doy las gracias y abrazos a mi familia y a mi amigo Miguel Salvador, quienes confiaron en mí y me animaron a escribir.

A Raquel Roque, por haberme dado la idea de escribir este libro, a Daniel Fernández y Luis Nimetzki por sus consejos. A mi hijo Kimo, por ayudarme a organizar el libro. A mi amiga Montze Casademunt por toda su ayuda.

A mis amigas Francesca Gargallo y Melissa Cardoso por su colaboración incansable y porque sin su ayuda este libro aún sería un sueño.

A todas las personas que han realizado y publicado los estudios y observaciones que a diario, y casi sin darnos cuenta, influyen en nuestro desempeño como enfermeras y enfermeros.

Introducción

Cuando mis pacientes llegan al hospital, han dejado atrás un mundo semejante al que yo dejo al salir a trabajar. Dejan niños, pareja, padres ancianos, el perro que comienza a obedecer, el geranio rosado que va a dar su primera flor y asuntos menos sublimes como las cuotas del auto, la cuenta de la luz y la hipoteca, que si no se paga puede causar la pérdida de la casita soñada. Algunos también dejan el traguito de ron antes de acostarse, la reunión del equipo de futbol, el juego de dominó los sábados por la mañana, el bingo o la caminata frente al mar "antes de que el sol asome con fuerza".

Es demasiado lo que se queda, y aunque me apene decirlo, muchos no lograrán regresar a sus hogares, reanudar sus vidas y seguir en busca de sus sueños. Sea porque mueren, o porque salen del hospital conscientes de que morirán por una enfermedad recién diagnosticada.

Cuando esto sucede, no sólo es afectado el mundo del paciente; impacta también en el mundo de sus seres queridos.

Trabajo en una sección del hospital donde se atienden afecciones respiratorias. A una gran mayoría de los pacientes que he cuidado y cuido se les ha diagnosticado el Virus de Inmunodeficiencia Humana (VIH). Muchos de ellos ya se encuentran en la etapa avanzada de la condición que este virus puede desencadenar: el Síndrome de Inmuno Deficiencia Adquirida (sida).

Mis pacientes llegan a mi área por la sala de emergencia o son ingresados por medio de una clínica médica. Acostumbro conversar con ellos lo más que puedo; se me hace más fácil cuidar a alguien a quien entiendo, no sólo porque llego a conocer su historia médica, sus gustos y sus temores, sino porque la conversación nos acerca y permite que surja confianza entre el extraño recién llegado y "la enfermera".

Con frecuencia, los pacientes ingresan a mi sala después de una visita médica donde el doctor les dijo algo como: "Usted no está en condiciones de regresar a su casa, así que voy a internarlo". El paciente a menudo entiende: "Se tiene que quedar aquí hoy y no puede regresar a su casa a explicarle al niño, a darle de comer al perro o a echarle agua al geranio porque usted está muy mal". La consecuencia de tal episodio es que el paciente llega a la sala con muchas preguntas, desesperado, triste y con raíces de rencor.

Esos sentimientos son comunes y humanos. Cuando la enfermera se tropieza con ellos, los reconoce porque también los ha albergado en su pecho. Por tal motivo, la relación entre una enfermera y su paciente no se reduce a fiebre, pastillas e inyecciones, también tiene que ver con miedos, desesperación, rencores, preocupación y tranquilidad espiritual.

Son estas relaciones con mis pacientes las que quiero relatar. Deseo compartir mis observaciones, no como científica sino como mujer, como la persona que a menudo comunica o comparte una mala noticia, como amiga, como quien aboga por el paciente. Nunca he hecho un estudio sociológico, no llevo cuentas ni apuntes sobre mis pacientes. Las actitudes que describo, mis reacciones y los consejos que brindo son el reflejo de la experiencia con los pacientes a quienes he cuidado. Claro que leo para mantenerme actualizada en mi campo, pero a fin de cuentas son las reacciones con mis pacientes las que dictan si un comportamiento mío, o una forma de tratarlo a él o a su familia, son adecuadas o no. Quiero expresar y ayudar al lector a comprender lo que he observado, no sólo en la persona hospitalizada, sino en sus seres queridos y en las personas importantes en su vida.

Este libro es para el que quiera ver, a través de los ojos de una enfermera[1], otra parte del camino que recorre el paciente en graves condiciones de salud, el que acaba de recibir "la mala noticia", el que espera morir pronto o el que no está preparado para morir. Es también para el familiar o el amigo que está en la cabecera de un paciente grave cuando se aproxima la muerte.

Este libro no pretende ser una guía, mucho menos un manual de preparación para la muerte, ya que un ser humano, así como es único al vivir, también lo es al morir. Es simplemente una reflexión sobre lo que vivo a diario mientras cuido a la persona que ha sido diagnosticada con un mal que amenaza su vida o a quien ya va a morir. Si logro ilustrar las circunstancias que rodean al paciente que sufre una enfermedad grave o terminal, y ayudar a comprenderlas, me daré por satisfecha.

---

[1] Por ser una mujer y por exponer *mis* experiencias uso el femenino, pero hago la aclaración de que en mi profesión laboran tanto enfermeras como enfermeros y ambos trabajamos de igual manera.

La muerte en nuestra cultura

La mayoría de la gente en Occidente está acostumbrada a celebrar los eventos de la vida considerados importantes y preciosos. Sin embargo, la muerte, un momento tan importante en la experiencia de todo ser humano, su último acontecimiento, comúnmente no se planea y se tiende a negar.

Muchas veces descubrimos que la persona que está en graves condiciones de salud no ha dejado instrucciones escritas sobre lo que quiere hacer con su patrimonio, ni sobre lo que desea que sus seres queridos decidan cuando ya no pueda decidir por sí misma. He notado, a través del trabajo, que a muchas personas se les hace muy difícil enfrentarse a la realidad de la propia muerte.

Por el contrario, una nueva vida se recibe con celebraciones y con planes que florecen desde antes que el bebé nazca. Cuando las condiciones económicas lo permiten, se hace una gran fiesta en la que se le regala a la madre todo lo que el bebé va a necesitar al hacer su entrada triunfal en el mundo.

Conmemoramos los aniversarios de nuestros familiares, de los amigos y de los héroes patrios. La fotografía de una persona centenaria se publica en el periódico local rodeada de largas columnas de elogios, llamadas y tarjetas hasta de quienes le habían olvidado.

La celebración de una boda hace público el hecho de que una pareja se ha jurado permanecer unida, llueva, truene o ventee y que sólo Dios podrá separarlos.

La lista de festejos es larga, pero la vida no siempre se nos presenta como la soñamos. A veces, la cadena de cosas lindas es interrumpida por un eslabón de tristeza. Por ejemplo, en Estados Unidos, se pierden miles de vidas al año como resultado de accidentes automovilísticos. Aparte de las muertes accidentales, el sida, el cáncer, la tuberculosis, las afecciones cardíacas, la hepatitis y muchas otras enfermedades terminan con cientos de miles de vidas anualmente.

Los escogidos no siempre son huérfanos, desamparados o vagabundos que parecen no tener quien los quiera. Muchas veces la víctima es una persona como usted, como yo o como alguno de nuestros seres queridos.

Le puede tocar a una hija con quien sus padres están en desacuerdo porque se casó sin su bendición, o al amigo querido a quien usted ya no llama porque tiene un estilo de vida que no aprueba. También puede tocarle al hijo que no es visitado por sus padres porque, según su punto de vista, su orientación sexual no es normal ni aceptable. La muerte bajo cualquiera de esas circunstancias es muy difícil, porque deja un sinfín de pendientes, perdones que pedir, confesiones que hacer y abrazos sin dar. Entonces la muerte es como sal en la herida.

¿Para usted sería fácil aceptar la muerte de su mejor amiga, de su hija o del amor de su vida? ¿Estaría conforme si se enterara de que la vida de un ser querido con el cual disfruta de una perfecta y armoniosa relación terminó, o está a punto de terminar? Creo que no, porque no acostumbramos recibir con tranquilidad y resignación la noticia de que una persona amada ha muerto o de que una enfermedad maligna amenaza su vida.

Me dijo un hombre que el dolor de ver a su esposa morir fue tan grande que él sentía que el pecho le iba a estallar, que quería llorar y patalear hasta que los gritos llegaran al cielo mismo. Más de una vez los padres de un enfermo terminal me han dicho que les costó mucho esfuerzo aceptar y respetar la decisión del hijo que se negó a someterse a más tratamientos, sabiendo que esa decisión iba a apresurar su muerte. Añado por experiencia propia que a veces la muerte toma al ser querido que no quiere morir. Esa situación entristece el alma y uno quisiera intercambiar el lugar con el enfermo. No sé si ese deseo lo causa la impotencia, o si el dolor de la pérdida es tan profundo que sería un alivio morir y dejar de sentir. Una vez vi a un hombre solo, en un cuarto lleno de gente, pasar por ese dolor cuando se murió su pareja de toda la vida. Luego él me contó lo que sentía, pero a otros se lo he leído en el semblante.

Mi experiencia me hace pensar que aceptar la muerte de alguien que uno quiere es muy difícil y doloroso. Creo que es una debilidad humana mirar el show de la vida con la esperanza de que el telón nunca baje. Es como pretender que si celebramos todas las etapas de la cosecha, el huracán que destruye el fruto nunca llegará.

Sobre mi preparación formal y esperanzas

Llegué al equipo médico donde trabajo armada con la filosofía que rige al hospital Jackson Memorial, de la Ciudad de Miami, donde estudié enfermería. Tal filosofía dicta que: "El hombre es un ser completo y para poder cuidarlo bien hay que tomar en cuenta a las personas importantes de su vida junto con sus problemas físicos, sociales, económicos, emocionales y espirituales".[2] También estudiamos las enseñanzas sobre la muerte de la Dra. E. Kübler-Ross quien desvistió el morir y nos permitió mirar a esa parte de la vida en toda su plenitud con su libro *On Death and Dying* (Sobre la Muerte y el Morir),[3] donde analiza las distintas etapas del camino a la muerte.

Tras finalizar mi educación formal, he seguido estudiando las observaciones escritas de otras personas, pero más que nada he ido observando y compartiendo con mis pacientes todas las etapas de su enfermedad con el fin de poder cuidarlos mejor. La educación formal me ha ayudado un poco; la educación al pie de la cama no tiene precio.

Espero que este libro contribuya a un mejor entendimiento de los sentimientos y de las emociones que experimentan quienes se enteran de que su vida está por terminar a causa de una enfermedad incurable. Confío en que al terminar este libro, el lector se sienta más preparado para brindar apoyo a la persona que está a punto de morir. Ojalá llegue a entender por qué deben dejarse listos ciertos documentos que confirman hasta qué punto se está dispuesto a luchar contra la muerte o a aceptar tratamientos médicos cuando se aproxima su hora (Vea apéndice: "Testamento en vida" p. 99). Al entender, tal vez se le haga más fácil prepararse, sea cual sea su papel.

---

[2] Luckman & Sorrensen, *Medical-Surgical Nursing: A Psychophysiologic Approach* (Philadelphia: W.B. Saunders Company 1987) 18; *Taber's Cyclopedic Medical Dictionary*. 11th Ed. 1985.

[3] Elizabeth Kübler-Ross, *On Death and Dying: What the Dying Have to Teach Doctors, Nurses, Clergy and their Own Families*. (New York: MacMillan Publishing Co. 1993), p. 37.

CAPÍTULO 1

Hospitalización y diagnóstico

Comencemos por el principio. Hablemos de algunos de los motivos que llevan a una persona a una visita médica. Pueden ser muchos. Con frecuencia se trata de un examen anual que promete descubrir una enfermedad a tiempo, o antes de que haga estragos en la vida de esa persona. También se va al médico por la presencia de un síntoma constante y fastidioso. A veces, para ser aceptados en un trabajo es necesario hacerse un examen general. Otras, si quiere comprar un seguro de salud o de vida, se necesitan los resultados de un reconocimiento médico. También se puede asistir por el miedo que provoca que un familiar o amigo cercano haya sido infectado por una enfermedad contagiosa. Otras veces se asiste al médico por la insistencia de un ser querido, ya que entre personas cercanas uno nota cambios en el otro, antes de que él mismo reconozca o acepte que los cambios son reales.

Aquí debo aclarar que hay quienes reconocen (o a quienes sus seres queridos les muestran) su necesidad de ir a un médico, pero no lo hacen; no por negligencia o porque no les importe si se mueren o no, sino porque les parece demasiado difícil enfrentarlo. Un ejemplo puede ser el de quien carece de seguro médico, esa persona debe asistir a un hospital público donde la espera puede ser muy larga. Eso es motivo suficiente para disuadir a una madre sola con chicos que la esperan en casa. Asimismo, alguien sin recursos económicos teme adquirir una deuda más. La persona indocumentada en el país puede temer ser descubierta y denunciada por el hospital (aunque yo nunca he sabido que un compañero de trabajo haya delatado a un paciente ante el departamento de inmigración).

Algunos de los pacientes con sida que he cuidado y que se han encontrado en situaciones como las descritas, me han dicho que no fueron a un médico hasta que los síntomas llegaron a ser tan severos que se volvieron insoportables. Otros no fueron al médico hasta que los signos de la enfermedad fueron obvios: estaban delgados, sin cabello, con manchas en la piel o con una picazón que no podían disimular en público. En una ocasión, después de que impartí una larga instrucción a una de mis pacientes sobre cómo examinarse los senos, ésta me contestó: "Yo la entiendo muy bien, pero, ¿para qué voy a examinarme? Si me encuentro un tumor no tengo dinero para el tratamiento".

No importa cómo, cuándo o por qué el paciente llega al médico, igual puede enterarse de que su condición es grave, o de que una enfermedad hasta entonces desconocida por él va a causarle la muerte. Esa noticia siempre choca con la esperanza de la gran mayoría de mis pacientes: Ojalá y todo salga bien y yo pueda regresar a mi rutina diaria.

Mi paciente, que puede ser usted, lector o lectora, o alguien a quien quiere mucho, pudo haber ingresado a nuestro hospital por una enfermedad simple, como tos o por una simple fiebre. Muchos me han expresado que recibieron una gran sorpresa cuando, después de exámenes más detallados, los médicos descubrieron que su tos era causada por un cáncer en el pulmón, o que su fiebre era el síntoma de una tuberculosis que ya había hecho estragos en el organismo.

Es por razones como éstas que cuando llego al cuarto de uno de mis pacientes, no sé en qué estado de ánimo voy a encontrarlo. Igual le puede pasar a una persona que va a visitar a un familiar o a un amigo. A veces, el visitante no sabe por qué el paciente fue al médico o cuál es la preocupación del enfermo. En muchas ocasiones desconoce si el médico ya le ha insinuado algo que sospecha sobre el diagnóstico, o si al paciente lo ha tomado por sorpresa lo que le ha revelado el médico. Es posible que el paciente haya llegado solo al hospital y aún no se le haya presentado la oportunidad de contarle a un familiar o amigo de confianza lo que le sucede. O, tal vez, el paciente fue al médico acompañado por alguna persona pero decidió no decir nada a nadie hasta asimilar la información recibida. Si resulta que el paciente fue acompañado por su madre o por otra persona muy querida, tal vez no le haya contado para no preocuparla.

A través del tiempo me he dado cuenta de que muchos de los pacientes que son hospitalizados inesperadamente, dedican todos sus esfuerzos a resolver los detalles de su vida cotidiana y los problemas que dejaron pendientes, pues no planearon su hospitalización. Parece ser que estas personas no comienzan a enfocarse en su enfermedad, ni en lo que el médico les ha dicho, hasta después de haber atendido los detalles de la vida que dejaron fuera. La madre que vive sola con su niño es un ejemplo. Su primera preocupación es llamar a alguien que lo lleve a la escuela, buscar quién lo cuide en la tarde, quién le dé de cenar, se asegure de que coma bien y duerma temprano. También tiene que comunicarse con el chico y tratar de explicarle que: "Mamá está enferma y se tiene que quedar a dormir en el hospital". Igual de compleja es la desesperación de la persona que deja a un pariente anciano solo. Aquél que dejó a su perro o a su gato en el apartamento porque pensaba regresar pronto, también busca una solución a ese problema antes de preocuparse por sí mismo.

He detallado algunas situaciones, pero hay muchas más que determinan la forma en que una persona recibe la noticia de que tiene que hospitalizarse o, como sucede muchas veces con mis pacientes con sida o cáncer, de que su vida está en peligro. A veces, el visitante llega antes de que el enfermo haya encarado la noticia; otras, cuando el paciente se encuentra en pleno enfrentamiento con la realidad. Es importante tener presente estos detalles cuando se va a visitar a un enfermo recién ingresado.

Cuando llego al hospital a las 15:00 horas, paso a visitar a todos los pacientes que me han sido asignados para ver si hay alguno inestable y si alguien tiene una necesidad inmediata. En muchísimas ocasiones lo primero que escucho después de presentarme como su enfermera de la tarde con el paciente recién ingresado es: "Señora, ¿me puede decir cuándo voy a salir de aquí? Dejé muchas cosas pendientes". Es el primer indicio de que ese paciente no planeaba quedarse en el hospital, porque no sabía que sus síntomas representaban algo serio, o porque pensaba que iba a una visita como otras en la que el médico identifica el problema, escribe su receta y manda al paciente a casa con un tratamiento. También me encuentro frecuentemente con pacientes que me piden que les explique qué es lo que les pasa. Me exigen que responda porqué han sido ingresados en nuestro piso.

Tome en cuenta, lector o lectora, que antes de que el paciente llegue a su cama en el piso donde trabajo, ya ha llenado múltiples formularios, ha firmado muchos documentos y ha sido visto por varios médicos y enfermeras. Me pregunto: "¿Será que este señor no entendió porque no pudo entender, o porque estaba muy preocupado con la situación de su vida privada y no prestó atención a lo que el médico le dijo sobre su condición?"

El paciente que lleva varios días en nuestro piso puede que pregunte algo así como: "Dicen que tengo cáncer (o tuberculosis, sida, o cirrosis), ¿será que ese examen está bien hecho? ¿No se confundirían de nombre? ¿No habrán mezclado mi sangre con la de otro?" Estos pacientes, he aprendido, muchas veces saben que es posible sucumbir a un mal, pero antes de aceptar que la suerte los ha traicionado, quieren estar absolutamente seguros de que el hospital no ha cometido un grave error.

No se puede negar que ha habido ocasiones en las que un médico se equivoca en el diagnóstico y ha dicho al paciente que tenía una enfermedad inexistente. Pero aquí hablamos de la situación en la que el médico ha informado correctamente al paciente de que su condición es seria o mortal.

Recibiendo el diagnóstico

La Doctora Kübler-Ross nos enseña en su excelente libro *On Death And Dying*[1] que la primera reacción de muchos

---

[1] Elizabeth Kübler-Ross, *On Death and Dying: What the Dying Want to Teach Doctors, Nurses, Clergy, and Their Own Families* (New York: MacMillan Publishing Co. 1993), p. 35.

pacientes es expresar que el diagnóstico médico no puede ser cierto, y negar que algo así les suceda. Como enfermera también he escuchado a mis pacientes usar expresiones parecidas. Me he dado cuenta de que esa reacción es más común entre los pacientes a quienes les hemos informado que su enfermedad es grave, antes de que ellos se hubieran dado cuenta de que estaban mal. (Y más si le diagnosticamos sida o cáncer.)

La gran mayoría de los pacientes que cuido tienen sida. A veces, llegan al hospital con signos y síntomas severos, pero los atribuyen a una enfermedad no dañina. Un ejemplo son la tos y la fiebre que el paciente considera causadas por un catarro fuerte y que luego descubre que se deben a una tuberculosis o a la neumonía conocida como PCP (estas dos enfermedades ocurren con mucha frecuencia entre los pacientes con sida). En muchas ocasiones, para el personal médico la condición es obvia, pero para el paciente el diagnóstico es una sorpresa triste y difícil de aceptar.

Entre mis pacientes también he notado que los que sospechan que la prueba de sida puede ser positiva, están asustados, duermen mal y se ponen más inquietos que otros. En general, estos pacientes necesitan mucho apoyo y comprensión. Hay que brindarles ayuda, y si la rechazan insistir más tarde porque sus sentimientos y necesidades cambian de un momento a otro. Hay que tener mucha paciencia, porque a veces el paciente nos rechaza, otras, se comporta como un malcriado o se esmera en demostrar que no le hacemos falta, que no tenemos razón para tenerle pena porque es autosuficiente y puede lidiar solo con su situación. Aunque el paciente sospeche que su prueba de sida será positiva, la noticia no deja de ser catastrófica.

Muchas veces me he sentado a la orilla de la cama a escuchar o a dar apoyo a un paciente que rechaza totalmente lo que el médico le ha dicho. Este es el caso del paciente que expresa: "No, a mí no. No puede ser cierto", de quien Kübler-Ross nos dice: "...está pasando por la etapa de negación a sí mismo".[2] Agrega en su estudio que esa negación sirve para ayudar al paciente a recuperarse de la sorpresa causada por una noticia tan grave. Algunos psicólogos han dicho que la negación a sí mismo es un mecanismo de defensa que se usa sin estar consciente de ello.[3] He notado que los pacientes que yo atiendo se aferran a esos pensamientos de negación cuando no están lo suficientemente fortalecidos para enfrentarse con una realidad tan cruel. (Ésta es una observación que la psicología hizo muchos años atrás.)

Unos pretenden no saber, ¿o será que necesitan asegurarse?

He tenido pacientes que han pretendido no saber, o no creer, que tienen sida. Este comportamiento es común a muchas enfermedades y varios investigadores lo han documentado consistentemente.

Algunos pacientes cambian su historia médica u omiten datos importantes que nos pueden guiar a un diagnóstico; por ejemplo, no nos dicen que su pareja murió de sida. He tenido casos en que un paciente llega con una afección en la piel que es obvia, manchas o cicatrices viejas que no se pue-

---

[2] *Taber's Cyclopedic Medical Dictionary*, 11ª ed., 1985.
[3] *Idem.*

den esconder, y cuando le pregunto sobre éstas me contesta algo como "...la semana pasada me picaron unas hormigas y de tanto rascarme se me hicieron manchas".

A veces pagan las arañas y hasta las abejas. Entonces, para mí lo más importante no es descubrir que el paciente ha sido menos que honesto. Me importa entender por qué no se siente cómodo compartiendo sus temores y preocupaciones. Porque si no lo entiendo, no puedo apoyarlo.

Una joven de 27 años llegó a nuestra unidad a través de la sala de emergencia. Estaba acompañada por su esposo. Tomados de las manos, se daban apoyo el uno al otro. Me enteré de que en casa habían dejado dos niños. Ella se presentó con una tos seca y una fiebre que no cedió a ningún remedio casero. Llevaba casi una semana enferma y decidió venir al hospital. Estaba respirando mal y tenía puesta una mascarilla con oxígeno. Después de haber tomado su historia médica y tras varias radiografías, los médicos decidieron ponerla en la sala de aislamiento respiratorio[4] por si tenía tuberculosis y para medicarla por vía intravenosa con Bactrim, un medicamento que comúnmente se usa para el tratamiento de la PCP (un tipo de neumonía que afecta a los pacientes con sida). La joven mejoró. Después de unos días, estuvo de acuerdo con hacerse la prueba del sida y fue aconsejada e informada según manda la ley.[5] Los días de la espera fueron difíciles para ella y su esposo. Les brindamos mu-

---

[4] Aislamiento respiratorio: se refiere a una precaución que se toma si el paciente exhibe ciertos signos y síntomas que indican que puede tener una enfermedad que se transmite por vía respiratoria.

[5] En el estado de Florida, Estados Unidos, hay una ley que dicta que todas las personas que se hacen la prueba del sida deben de ser aconsejadas e informadas sobre ésta antes y después de haber sido examinadas con una prueba de sangre.

cho apoyo. Personalmente pasé muchos ratos con ellos, presentándoles sus opciones, dándoles ánimo y, a veces, sentándome a escribir mis notas en una silla junto a su cama porque ella no quería estar sola.

Una tarde llegué y la joven me dijo que los resultados habían sido positivos. Lloró amargamente. Me acerqué y me dio un gran abrazo. Sollozando, me confesó que en una ocasión un médico le había dicho que tenía el virus que causa el sida, pero que no nos quiso decir para que no nos confiáramos en los resultados previos porque creía que estaban equivocados. Ella había desconfiado totalmente de ellos y decidió ir a ver otro médico para tener una segunda opinión.

El caso de esa joven no es raro. He cuidado a otros pacientes que se han comportado igual que ella. Y siempre he quedado con la impresión de que el paciente no tenía alternativa, que le era necesario engañar porque ese engaño aseguraba que el grupo médico exploraría todas las posibilidades para dar una respuesta más certera.

La realidad de ser VIH positivo es tan dura que muchos deciden hacer lo que sea necesario para descartar la posibilidad de un error en el diagnóstico antes de aceptarlo. Pero les advierto, lector y lectora, que, aunque uno haya confrontado ese comportamiento, puede presentarse de un modo tan natural que no lo reconoce.

Los pacientes que no aceptan su condición

Hay pacientes a quienes uno les explica que están muy mal, no por un virus en la sangre o por un cáncer, sino por una condición respiratoria o una enfermedad cardiaca que amenaza su vida ahora. Ellos reaccionan de manera similar y llaman a su familia para que los recojan en el hospital porque "esta gente no sabe lo que dice".

Hay otros que advierten que no tomarán ningún medicamento que les ofrezcamos porque saben que los médicos y las enfermeras estamos locos y equivocados. Pero en el mismo suspiro me dicen que les urge curarse porque tienen que salir a cuidar y mantener a sus niños o a sus padres.

Cuando esto pasa no hay que enojarse con el paciente; es posible que no esté actuando así por ser necio, sino porque no puede aceptar que algo tan terrible le suceda a él. Tal vez perdió la lógica en el enredo que formaron sus pensamientos y sus emociones.

Hay pacientes que después de escuchar un diagnóstico que no pueden aceptar, esperan que la enfermera llegue y le pregunten lo mismo que ya preguntaron a la enfermera del turno anterior o a la de la noche pasada. Este comportamiento es indicio de que el paciente no ha aceptado la realidad de su situación.

También se vale sospecharlo cuando se sabe que a un paciente ya se le dio el diagnóstico, pero dice que le van a hacer más exámenes o que el médico todavía no le ha dado sus resultados. Puede ser que el paciente le pida a un ser querido que llame al médico para que le aclare el diagnóstico y, cuando el médico contesta la llamada, se entera de que ¡la misma pregunta ha sido hecha por otras dos personas a quienes el paciente ha pedido el mismo favor!

Mi consejo en estos casos es: respire profundo y expire lentamente varias veces. Cálmese. Piense antes de hablar, no vaya a ser que sus palabras añadan más dolor y confusión.

Respete las defensas del paciente

De la misma manera que uno no le quita el abrigo a una persona que dice tener frío, tampoco derrumba la pared que otra persona edifica entre ella y la realidad de su vida. En el hospital se entiende que el ajuste que la persona enferma hace de la realidad ("Si sigo preguntando, alguien me va a decir que no es cierto") es un mecanismo de defensa que le permite seguir adelante. Los psicólogos aconsejan no quitar esas defensas al paciente hasta que él muestre estar listo para enfrentarse a la realidad.

Como enfermera le hablo a mis pacientes con delicadeza y ternura hasta que entienden que el diagnóstico es cierto, que están graves o que van a morir. Usted debe esmerarse por hacer lo mismo. Detallo un ejemplo que quizá le ayude a comprender la escena que se desarrolla en la mente del paciente: ¿Ha ido usted alguna vez al cine a ver una película de esas en las que el monstruo se va a llevar a la muchacha que duerme en su alcoba, y se ha tapado los ojos cuando éste comienza a abrir la ventana? Tal vez le habían contado la película, o había leído el libro. Sabía lo que iba a pasar, pero no miró, no se enfrentó con la escena porque sabía también que no podía verla y luego dormir esa noche.

En el caso de mis pacientes, éstos saben que si el diagnóstico es cierto, su vida va a cambiar para siempre. A veces, saben también que esos cambios estarán acompañados de dolor y que van a pasar muchas noches en vela. Mejor no mirar.

Cuando mi paciente recién diagnosticado está grave y parece que le queda poco tiempo de vida, trato de que esté consciente de su condición. Despacio, suavemente, como si sus emociones fueran alas de mariposa... delicadas, difíciles de acariciar, como el viento: "...si resulta ser como el médico dice", "por si no te recuperas...", "si quieres le puedo avisar a tu familia...", "...creo que debes poner tus documentos en orden." Así lo ayudo a enfrentar el evento, poco a poco para que no se asuste o paralice.

Confusión o falta de entendimiento

Algunos diagnósticos están tan envueltos en mitos, malentendidos y prejuicios, que es posible que su ser querido esté realmente confundido. Asimismo, hay pacientes que no tienen la capacidad para comprender el diagnóstico.

A veces se escucha a un paciente decir: "Cómo puede decir que tengo sida si hace más de cinco años que no tengo marido", o: "No puede ser, me quedé viudo hace dos años y no me he vuelto a casar". Estos ejemplos indican que ambos pacientes ignoran que el VIH puede estar presente en una persona por muchos años antes de hacerse evidente. Estos pacientes están confundidos porque ignoran cómo se propaga el virus y su naturaleza.

Algunos pacientes comienzan a entender la realidad cuando se les explica, por ejemplo, que lo blanco que les cubre la lengua, que el hongo que tienen en las uñas o que las diarreas constantes están asociados con el diagnóstico. Curiosamente, hay personas con sida que llegan a entender así que son positivas desde hace mucho tiempo y que es posible vivir con la enfermedad.

Recuerde también que es posible que el familiar o el amigo que está hospitalizado no sepa lo que tiene porque el médico y la enfermera usaron palabras técnicas cuando le dieron los resultados de sus exámenes. Si la persona es tímida puede que haya sentido vergüenza de no entender y no se haya atrevido a pedir una explicación clara. O peor aún, ¡tal vez nadie se lo haya explicado de forma o en el idioma en que lo entienda!

En otro escenario, nos encontramos al paciente con un tumor o una infección en la cabeza que no lo deja pensar claramente. Tal vez, éste no puede concentrarse o no tiene la capacidad para retener lo que se le diga.

Resumiendo: hay varios motivos por los cuales una persona recién ingresada en el hospital puede darle una información falsa sobre su diagnóstico que posteriormente usted descubrirá.

Por eso, no le ponga rótulos a las cosas hasta estar seguro de lo que el paciente sabe y hasta entender claramente cómo están sus facultades mentales. No afirme que el paciente pasa por una etapa de *negación* sin antes conocer a fondo la situación. Añado que nada se gana con enojarse con la persona recién diagnosticada porque le informa mal; lo más seguro es que su propósito no fue engañarlo. Es probable que esté pasando por una tormenta emocional que afecta su estado de ánimo y su razonamiento. He notado que en ese tiempo, el paciente, igual que sus seres más cercanos, necesitan mucho apoyo. Enojarse no mejorará la situación. Es más importante que usted se arme de paciencia y de información para ayudar al paciente a entender. Luego, cuando la etapa inicial de dolor, confusión y miedo pase, le aconsejo buscar con quien desahogarse. Pero tenga presente que no puede violar la intimidad del paciente.

El paciente debe compartir con alguien

Cuando algún amigo o paciente pide mi opinión, le aconsejo que le cuente a un ser querido de confianza que se realizará un análisis de esos que provocan escalofríos de sólo pensar en un resultado positivo.

Si una persona se va a hacer un examen para determinar si tiene cáncer o sida, a menudo se llena de inseguridades. Unos pacientes me han dicho que esperar el resultado de una prueba de sida es como esperar el veredicto de un jurado. Un paciente me contó que la espera en el consultorio de su médico le pareció una eternidad y que su vida entera le pasó por delante. Sólo pensar que el médico le iba a decir que su resultado era positivo, le causó una tristeza y una soledad inmensa. Sintió que estaba a punto de morir. Me dijo que en esos momentos todo lo que él había leído sobre la prueba y el significado de los resultados "se fue al carajo". Otro paciente me dijo que sintió una mezcla de miedo y ansiedad que no lo dejaba enfocar sus pensamientos en nada que no fuera la prueba. Muchas personas me han contado experiencias similares, acentuadas con exclamaciones, gemidos y suspiros tejidos con el mismo hilo. Este tipo de relato es frecuente, por eso insisto en que las personas deben compartir con alguien especial cuando se van a hacer un examen tan serio.

Estoy de acuerdo con Ghassan Kanafani cuando en uno de sus cuentos afirma: "Qué poca importancia tienen las palabras que pronuncia un médico después de dar el diagnóstico". Cuando traduzco –si el médico no habla español–, me doy cuenta que después de darle los resultados a un paciente, éste deja de escuchar. A veces parece que está en trance; es típico que cuando vuelvo a entrar a verlo, me pida que explique lo que le expliqué quince minutos antes. Pero si la persona hospitalizada recibe la noticia en compañía de algún ser especial en su vida, éste no sólo ayuda a aclarar la situación, sino que ayuda a enfatizar lo positivo de lo que el médico dijo y a calmar al paciente cuando se aturde porque la mezcla de pensamientos caóticos empieza a hervir en su cabeza.

Hay veces que el médico, la familia, las enfermeras, el esposo o un amigo pueden hablar hasta cansarse y el paciente, cautivo en su cuarto, sigue oyendo sin compartir; de pronto, aparece otro amigo o familiar y es el escogido como confidente.

A un paciente lo fue a ver un amigo de la infancia; cuando éste le dijo: "Te vine a ver porque me dijo tu mamá que estás muy mal", el paciente se echó a llorar y comenzó a contarle al recién llegado lo triste que se sentía al saber que pronto se tendría que despedir de su familia. Más tarde el paciente me contó que él supo que su diagnóstico tenía que ser cierto porque, de no ser así, su mamá no se lo habría contado a su amigo. La visita no sólo lo ayudó a aceptar la realidad de su situación, también le presentó la oportunidad de hablar con un amigo íntimo sobre sus miedos y sus preocupaciones, lo que significó un gran alivio.

Cuando a usted le toque escuchar y apoyar

Le aconsejo que haga lo posible por mantener la calma si le toca estar presente cuando su pareja, amigo o familiar recibe un diagnóstico, de esos que se esperan con nudos en las tripas y deseos de ir al baño. Preste atención y haga preguntas cuando no comprenda claramente lo que el médico explica. *Así usted podrá ayudar a encaminar al paciente hacia la realidad.* Es decir, será la persona que lo empuje a mirar lo positivo de lo que el médico dijo y las opciones que tiene. Y cuando digo *usted*, me refiero a una mamá, un papá, un amigo, una hermana, una pareja, una abuela, un compadre, en fin, a quien el paciente elija.

Eso sí, hay que preparase porque es una tarea dolorosa. Aunque la forma en que me comunico con mis pacientes me ha resultado efectiva, no puedo decir que se me hace fácil decirle a una persona que tiene sida o cáncer o que se va a morir. Lo que amortigua un poco la intensidad de la tarea es poder decir: "...existe la posibilidad de una operación", "...sí, pero el médico también dijo que los tratamientos nuevos están dando buenos resultados...", "...algunas personas sobrepasan esta etapa...", "...pueden mandar una enfermera a cuidarte en tu casa para que no estés solo..." Este tipo de consuelo sólo lo puede dar alguien que mantiene la calma y escucha más allá del diagnóstico.

Otra forma de recibir la noticia

Muchas veces he tenido que traducirle a un paciente la noticia que ha dado el médico en inglés: se tiene que quedar hospitalizado porque su condición es grave. En ocasiones hay un largo silencio. "Y ahora, ¿qué hago?" Se ve el miedo, se huele y se palpa. Diferentes pacientes tienen distintos miedos. Uno teme, más cuando es sida, el abandono de la pareja. Otro, que Doña Fulana, que le alquila el cuarto, lo eche, o tenga asco. Hay familiares que piden guantes para entrar al cuarto del paciente y limitan el contacto físico a lo mínimo; así confirman el temor del paciente.

Aunque no debe ser, a esta altura de la epidemia todavía hay mucha gente que no entiende cómo se transmite el sida, y en su ignorancia rechaza todo contacto físico con él. La mujer sin hijos se aterra pensando que no va a poder ser madre. Algunos hombres me han dicho que lo primero que pensaron fue: "Dios mío, qué miedo pensar que tengo que pasar por esto solo". Esas reacciones las veo cuando el paciente asocia el diagnóstico, la enfermedad, con el VIH. Si es alguien que conoce una persona que ha tenido cáncer y que ha tenido una operación exitosa, recibe la noticia con una media esperanza (aunque muchos pacientes están convencidos de que: "el cáncer se opera, pero después resurge"). Cuando se habla del sida, muchos pacientes creen que: "a los que les da eso, se mueren enseguida". El hecho de que los nuevos medicamentos están dando resultados excelentes aún no es un dato difundido. La reputación de la enfermedad atrae una gran sombra sobre ella y no deja que el éxito de los medicamentos salga a relucir. Hay que añadir que éstos son extremadamente costosos y que muchas personas no tienen dinero para obtenerlos. En casos así, aunque el paciente sepa que los tratamientos han evolucionado favorablemente, no se va a aferrar a obtenerlos porque sabe que no están a su alcance.

En Estados Unidos, los ciudadanos y los extranjeros que residen legalmente en el país logran conseguir los medicamentos con relativa facilidad; no sucede lo mismo con los indocumentados para quienes es más difícil. No obstante, lo que hace falta es investigar y exigir en los lugares donde hay recursos. Pero si la persona no sabe a quién dirigirse, si no conoce sus derechos o carece de la fuerza física para luchar por ellos, de nada le vale que haya recursos a su disposición.

Aclaro: Aunque los medicamentos recetados al paciente son costosos, el tratamiento urgente en Estados Unidos no se le niega a ninguna persona, sin importar su situación económica. Así que si alguien indocumentado necesita un médico con urgencia, puede llamar a una ambulancia para que lo lleve al hospital público local. Si es ingresado, es conveniente que informe al médico sobre sus dolores, achaques y molestias, con la esperanza de recibir los análisis y tratamientos necesarios antes de ser dado de alta. Conviene que el paciente permanezca en el hospital hasta que el médico lo disponga.

A las personas indocumentadas se les hace difícil conseguir la tarjeta de clínica necesaria para ser admitido. Por tal motivo, aconsejo que el paciente sea honesto con el médico y le explique su situación; por fortuna, los médicos con quienes trabajo y he trabajado son personas de buen corazón que tienen como prioridad el bienestar de sus pacientes. Ahora bien, antes de llegar al médico de la clínica del hospital, el paciente sin dinero tiene que contestar muchas preguntas en la oficina de ingresos. Éstas a veces lo intimidan al punto que opta por regresar a casa sin ver al médico. Aquí siento la necesidad de repetir que nunca me he enterado de que un empleado de nuestro hospital haya llamado al departamento de inmigración con el propósito de denunciar la identidad de un paciente. En mi corazón, creo que el paciente debe ser honesto en su entrevista en la oficina de ingresos; y aconsejo preguntar a una persona que ha estado en su situación, cómo hizo para conseguir su tarjeta de clínica. También sugiero que cuando el paciente sea ingresado, pida una consulta con la trabajadora social. (En el hospital donde trabajo hay una de turno a todas horas, ya que la trabajadora social es una figura esencial en el grupo interdisciplinario que atiende al paciente durante su estadía.) Ella lo puede orientar en cuanto a sus derechos y le puede informar si existe alguna organización local que se dedique a ayudar pacientes indocumentados. Más aún, creo que los pacientes indocumentados deben pedir apoyo a la trabajadora social si pierden el lugar donde viven mientras están hospitalizados, ya que ésta puede ayudarlos a buscar un lugar temporal donde residan mientras se mejoran. Ningún paciente débil debe aceptar que se le dé de alta si no tiene donde dormir. Pero le advierto que si el paciente está muy mal, tal vez sea usted quien tendrá que dar todos esos pasos.

He notado que el miedo al rechazo pasa poco a poco. Lo disuelven la presencia y las caricias de amigos y familiares fieles. Para el paciente sin fondos, la preocupación sobre cómo conseguir tratamiento médico es más difícil de descartar, tal vez porque mucho depende del empeño que un extraño le pone a la necesidad del paciente. Por esto le aconsejo al ser querido que, en la medida de lo posible, se ofrezca para ayudar al paciente que no está hospitalizado, a conseguir los medicamentos que le han sido recetados.

Tristeza tras recibir la noticia

Una ocasión, cuando el médico y yo dimos la noticia a una paciente sobre el resultado positivo de su examen de VIH, ella nos miró con gran intensidad. Aunque la traductora era la que estaba hablando, preguntó: "Los veo tristes, ¿es porque me voy a morir o porque tengo sida?" El médico le explicó que creía que ella no se moriría sino después de mucho tiempo, pero que era igualmente triste darle esa noticia. Yo le dije que si a mí alguien me informara de que tengo sida, "... me pondría a llorar de tristeza". No digo que esa fuera una respuesta profesional, fue una respuesta honesta. Yo estaba sentada a la orilla de la cama, su mano en la mía, y el médico parado cerca de mí diciéndole cuánto sentía que ella estuviera enferma.

Ella estuvo en nuestra sala por varias semanas. Todos mis días de trabajo yo hablaba con ella a través de una asistente de enfermería que hablaba francés. Llegó a tener confianza en mí y a sentirse cómoda en las charlas. Sé que en gran medida esa confianza se desarrolló porque no le fallé; ella sabía que podía contar conmigo. No siempre se tiene mucho tiempo para la persona enferma, pero, por lo que he visto, basta con llamar a la persona o acercarse para saber si tiene alguna necesidad inmediata. El enfermo necesita saber que alguien se preocupa por él. Una vez, la señora me contó que el día que le dimos la noticia sintió una gran tristeza por sí misma. Se tuvo lastima. Pensó que iba a morirse y que tendría que dejar a sus hijos, pero el hecho de ver que el médico y yo comprendíamos sus sentimientos fue una fuente de ánimo para ella.

Póngase en el lugar del paciente. A usted le amputan una pierna y la persona que le cura le dice: "No se apure. Eso no es nada". Los enfermos se sienten abandonados, porque parece ser que nadie comprende la desesperación que están experimentando. Nancy O´Connor habla sobre la aflicción que se experimenta durante el periodo de luto; expresa que no se debe hablar de insignificancias y que tenemos que reconocer que la persona tiene derecho a estar triste. Nos indica que es preferible permanecer silenciosos y esperar a que hable el paciente.[6] He notado que cuando el paciente interrumpe el silencio después de una mala noticia, es para hablar de las cosas que en ese momento son importantes para él. Tal vez no le importa morir, pero le importa saber que va a ser una carga para su pareja o su familia. O´Connor se refiere a una persona enlutada, pero yo aplico su teoría a mis pacientes porque muchas veces parecen estar enlutados y sienten pena por sí mismos. Una vez, un hombre joven recién diagnosticado con un tumor que posiblemente le iba a causar una parálisis de los hombros para abajo, me dijo que le daba tristeza pensar que su mente no iba a tener un cuerpo donde vivir.

Estas no son las únicas formas de recibir la noticia de que la muerte se aproxima o de que una enfermedad maligna ha invadido el cuerpo. Lo importante es entender que no todo el mundo reacciona de la misma manera ante las noticias. Por eso, hay que tratar de tener la mente abierta para poder ayudar a los seres que dependen del apoyo emocional de uno cuando se habla de la muerte. Hay que ponerse en el lugar del paciente, preguntarse: ¿Cómo me sentiría yo si un médico me dijera que tengo sida? Y si el médico me dice que soy VIH positivo y que tal vez voy a desarrollar sida, ¿cómo me sentiré? ¿Qué haría si me enterara de que tengo un tipo de cáncer incurable?

---

[6] Nancy O'Connor, *Letting go with love: The Grieving Process* (Tucson, Arizona: La Mariposa Press, 1984), p. 181.

El tema de *cómo brindar soporte emocional a una persona diagnosticada con una enfermedad terminal* es extenso. Busque artículos que tratan de la enfermedad en específico, en la biblioteca o en el centro de información educacional de su hospital local. Las iglesias, con frecuencia, preparan a predicadores para que visiten los hospitales locales para ofrecer apoyo a quienes esperan la muerte, a los que no se quieren morir o no pueden resignarse a ser víctimas de una realidad tan severa (estos predicadores también asisten a los seres queridos del enfermo). Si todo lo demás fallara, hable con su trabajadora social; muchas son magas que parecen tener soluciones para todo o casi todo.

Añado, por último, que he observado en diversas ocasiones que una persona que está en la misma situación que el paciente logra acercársele mucho por el hecho de que el enfermo no puede negar que dicha persona entiende por lo que está pasando. En el caso de mis pacientes con sida, parece ser más importante porque es muy probable que hayan vivido la experiencia de ser tratados como leprosos contagiosos que se buscaron su suerte y que no merecen ayuda ni piedad.

Cuando el paciente está resignado a morir, o está inconsciente, quienes necesitan apoyo son los padres, los familiares, los esposos, las parejas y los amigos, porque son quienes quieren asegurarse, los que se confunden y no entienden, los que sienten miedo y se entristecen, los que se sienten rechazados. En esas situaciones ayuda el acercarse a alguien que ya haya pasado por una situación similar. Grandes amistades se han formado en el pasillo del hospital donde trabajo.

Me consta, porque lo que he vivido y visto, que los pacientes que son diagnosticados con enfermedades terminales casi siempre se entristecen y se aturden. Claro que existen personas que aceptan su diagnóstico con resignación, paciencia y, en algunos casos, con alivio, ya sea porque entienden el motivo de su malestar o porque pronto se terminará el sufrimiento, o porque toman la situación de su vida como lo dictado por un poder superior a ellos. Pero para el que no está conforme, el que tiene miedo, el aturdido, el que no confía, el que se avergüenza y el que se siente rechazado, no hay nada que lo consuele más que las palabras de amor y la promesa de aceptación que su ser querido pueda darle. Que usted lo escuche sin prejuicios. Que usted lo toque, abrace y acaricie, con respeto y a su tiempo. Estas acciones ayudan al paciente a escaparse de su tormento y a querer compartir sus sentimientos.

Capítulo 2

Las emociones no están sujetas a reglas de comportamiento

"Los hombres somos unos pobres siervos de los prejuicios"

Gabriel García Márquez
El amor en los tiempos del cólera

Todos los pacientes son distintos, igual que todas las personas son distintas. Es cierto que a veces se nota un comportamiento más frecuente que otro, pero cuando uno atiende a un paciente no puede dejarse llevar por las estadísticas, sino que debe hacerlo conforme a las necesidades de ese paciente particular.

En el curso de la enfermedad es probable que su ser querido llegue a sentir y a expresar diversas emociones y comportamientos. A veces éstos cambian de un día para otro. Son muchos los detalles que determinan la manera como se siente la persona hospitalizada en el día a día. Si tiene fiebre puede que sienta miedo de que los medicamentos no le caigan bien o de que el tratamiento no sea efectivo; si se le quita el dolor, puede que se anime a llamar a sus amigos. Unas veces llora porque va a morirse, otras veces hace planes para el futuro porque Dios lo va salvar de su mal. En ocasiones, los religiosos que tienen contacto con el paciente influyen mucho en su estado de ánimo, para bien o para mal, dependiendo de cómo el predicador maneje la situación.

En mi intercambio cotidiano, trato de adaptarme al estado de ánimo de mi paciente para no correr el riesgo de exigir un comportamiento que no puede tener. Tome en cuenta que son muchos factores los que presionan al paciente, las pequeñeces cotidianas comienzan a cargarse de urgencia, por ejemplo, si en casa la mamá se atrasa al preparar la cena, la hija recién llegada del trabajo puede entretenerse en algún quehacer en lo que la cena está lista; ahora bien, si la cena del hospital se atrasa, o si usted llega tarde con la cena que su hija le pidió, tal vez la paciente no puede cenar porque ya le toca un medicamento que le causa dolor de estómago; o en la espera le dio fiebre. Es decir que no tener la cena lista a tiempo, en una situación como esta, es vivido por la paciente como un factor irritante.

Si el paciente parece ser un desconsiderado y un exigente que no se conforma con nada de lo que se le ofrece, le aconsejo evitar asumir que no aprecia sus esfuerzos por ayudarlo. Trate de conversar con él y entérese de cómo vive la situación en la que se encuentra. Algunas personas hospitalizadas me han dicho: "Parece que nadie entiende la gravedad de mi situación porque no son ellos quienes van a morir", y que por eso, "hacen las cosas como quieren".

En otras ocasiones, el paciente no expresa ningún agradecimiento por la ayuda que usted le brinda porque, aunque se ve bien, puede que su mente no tenga la capacidad o la fuerza para ocuparse de cosas mundanas, como los favores. Es posible que la suma total de sus energías le sea necesaria para respirar y tratar de vivir, o para enojarse y hacer algo.

Además, parece ser que expresar cierta agresividad, consciente de ello o no, le permite al paciente no tener que enfocar sus pensamientos en sí mismo, y que éste a veces ni se da cuenta de que su forma de actuar o de que sus palabras nos alarman y nos incomodan. Por ello, hago lo posible por no tomar el comportamiento de mi paciente (cuando es negativo) como una acción en contra de mi persona.

Enojo-ira

Ya no me sorprende entrar a un cuarto y descubrir que el paciente que ayer estaba triste hoy está enojado. Del mismo modo, un visitante no debe intentar adivinar en qué estado de ánimo va a encontrar al ser querido que ha sido informado de que morirá pronto, o que ha sido diagnosticado con una enfermedad que apresurará su muerte, o que está débil y no puede expresar con palabras cómo se siente *hoy*.

El sujeto del enojo puede que sea usted. Tal vez porque no estaba la noche anterior cuando su amigo se sintió solo y con miedo, o porque llegó justamente cuando él se disponía a descansar. El causante de la ira puede ser el médico, por haber traído las malas nuevas. Y, claro, a veces quien causa el enojo es la enfermera o la persona que está al pie de la cama dando el cuidado diario: la mamá, la pareja, el marido, la tía, el primo, una amiga. Algunas de estas personas han expresado que no entienden qué le pasa a su paciente. "Lo escucho, lo baño, lo cambio de posición, pero siempre está enojado conmigo".

La explicación no es complicada. He notado que no todos los pacientes necesitan o quieren lo mismo, y la diferencia entre una *necesidad* y una *necedad* es un *sí*. Cuando el paciente consciente expresa sus deseos sobre el tratamiento que está dispuesto o no a aceptar, tenemos que respetar esos deseos o nos arriesgamos a que se moleste. Hay que respetar al paciente y no imponer nuestra voluntad sobre él. Si su hija enferma desea que usted la tome de la mano y le acaricie la frente, su acción va a ser apreciada y bienvenida porque está atendiendo una necesidad. Ahora, si usted la va a acariciar cuando ella quiere descansar, llorar, o eructar, entonces su acción será considerada una necedad, una acción inoportuna y no bienvenida. Tenemos que ser sensitivos ya que lo mismo se aplica a la persona que no puede expresarse. El hijo débil, el que está falto de aire, tal vez no puede decir "no" con palabras. En ese caso es necesario estar pendiente de los gestos y ademanes del paciente, y preguntarse si es que está intentando decirle algo, si está molesto, si se ha puesto inquieto, si expresa desagrado. En fin, no hay reglas de comportamiento que se apliquen a todos los casos. El paciente es un individuo particular a quien hay que respetar. Es necesario considerar que la acción respetuosa de hoy puede transformarse en una acción desconsiderada mañana. Por ejemplo, usted le da el menú del hospital al paciente para que elija lo que desea comer; usted no toma esa decisión por él, respeta su autonomía y lo ayuda a sentirse independiente dentro de sus posibilidades. El paciente quizá muestre agradecimiento por la acción. Ahora, unos días después usted hace exactamente lo mismo, entonces el paciente se enoja por que su vista ha empeorado y no puede leer el menú ¿en este caso su acción no es bienvenida porque acentúa la incapacidad del paciente.

El enojo con Dios

Tal vez le consuele saber que ni Dios se salva del enojo del paciente. *"Dios tiene poder para todo, pero no quiere ayudarme"*, dicen algunos. Sólo un milagro que levante al paciente de la cama será considerado como una buena acción por parte de Dios.

Ira contra la enfermedad

El paciente también se enoja con la enfermedad. He escuchado maldiciones dirigidas al cáncer, a la hepatitis, la tuberculosis, la meningitis (con sus dolores de cabeza que a veces son desesperantes) y al CMV (o citomegalovirus) que ataca los ojos de los que tienen sida. Hay pacientes que no se refieren a estas enfermedades por su nombre sino que las llaman "la peste", "la asquerosidad" o "la porquería esa".

Las enfermedades que tienen *mala reputación* muchas veces causan temor —porque el paciente o sus seres queridos solamente han escuchado que *el que padece ese mal se muere*. He notado que cuando el diagnóstico de mis pacientes va acompañando de VIH positivo, causa un estremecimiento aún mayor. He visto personas que palidecen y comienzan a temblar. La persona que aún no sabe cómo fue que se contaminó se enoja y se indigna. He conocido enfermos con miedo que actúan agresivamente, tanto, que no son conscientes de que tienen miedo. Parece como si quisieran defenderse de ese mal tan grave que los ataca. Es como decir que todo tiene remedio, menos el sida. Me dijo un paciente que sintió que el médico era el verdugo que le vino a anunciar su condena. Me dijo que sintió rabia, miedo y vergüenza. Tristemente, lo de la vergüenza, hasta cierto punto, tenía que ver con lo poco que el paciente sabía sobre la transmisión del sida. Para él, sólo los homosexuales podían ser contaminados con *eso*.

Cuando acompaño a un paciente para darle soporte emocional mientras informa a su familia sobre su padecimiento, por lo general comienza por decir que tiene tuberculosis o cáncer, luego dice que está en un estado muy desarrollado, y por último revela que tiene sida. Dice que va a dejar lo peor para el último. Cuando lo peor debería ser revelar que va a morir, el paciente dice que lo peor es morir de sida. Y he notado que la familia, muchas veces, aparte de tenerle miedo al sida, muestra rabia contra esa enfermedad. He visto a personas apretar los puños y los dientes. Una madre dijo en mi presencia que "si fuera gente la mataría". He tenido pacientes que temen que cuando la familia y los amigos se enteren de que la causa de su enfermedad es el sida, se alejen y no brinden el apoyo que añoran. A veces, ese conocimiento provoca miedo por sólo pensar en la soledad, y causa más ira contra *la enfermedad* porque, dicen algunos pacientes, que de ser otro el mal su gente no los abandonaría.

La importante función de la ira

Hay estudios que demuestran que el enojo, la rabia y la ira son emociones positivas. Newman afirma que "...el enojo es un motivador para hacer que alguien comience a moverse en alguna dirección en lugar de permanecer estancado".[1] Los pacientes enojados a veces se sienten impulsados a comprobar que la institución médica está equivocada, entonces comienzan a esmerarse en ser positivos en todo lo que hacen. Algunos pacientes se enojan con la enfermedad y comienzan, por ejemplo, a exigir información sobre cómo pueden atacarla mejor. Otros son más exigentes en lo que se refiere al plan del médico y al manejo del caso. Algunos pacientes exigen ver su hoja de medicamentos para asegurarse de que el tratamiento se está siguiendo al pie de la letra, o piden ver los resultados de sus exámenes de sangre o las radiografías. Sienten la necesidad de informarse y asegurarse de que se hace todo lo posible por combatir al enemigo. Confieso que, en ocasiones menos constructivas, he visto bandejas de comida volar como si tuviesen alas y estrellarse contra la pared. Unos dirían que esas formas son groserías. Yo creo que tienen que ver con la frustración que causa el saber que "...me voy a morir y no tengo el poder de rechazar la muerte ni las consecuencias que provocará a los seres que me quieren". Estos pacientes tienen la energía para batallar contra la enfermedad, pero no saben cómo hacerlo.

Cuando el paciente es un joven o una persona que hasta entonces se ha sentido llena de vida, se frustra porque no puede cuidarse a sí mismo, porque tiene que *depender de alguien*, lo que parece enfurecerlo por todo y contra todos. Más de una vez, un paciente me ha pegado un grito porque

---

[1] Isadore Newman, Pamela J. Smith, Diann C. Griffith, Patric Maloney, Faye H.Dambrot, Harvey Sterns, John Daubney, Beverly D. Stanton, "The Alpha-Omega Scale, The Measuremen of Stress Situation Coping Styles," *Ohio J. Sci.* núm. 83, 1983: p. 244.

le he ofrecido ayuda con alguna tarea que él quiere realizar. He visto pacientes con esa actitud que logran cierto grado de independencia. En ocasiones, esa independencia permite que siga funcionando a la máxima capacidad de su cuerpo y su mente. Le recomiendo que tenga paciencia cuando deba limitarse a estar presente en la espera de que el paciente se vaya a caer, se canse o requiera de que lo ayude con algún detalle, como tallar su espalda, destapar el champú o ponerle las medias. Una paciente me dijo que no le molestaba pensar que su hermana tenía que bañarla porque ella sabía que, si quería, podía bañarse sola.

Confrontando los prejuicios

Es importante que todos nos familiaricemos con los detalles de cómo el VIH se propaga, ya que a muchos pacientes, aparte del dolor que les causa saber que son positivos, su diagnóstico también les causa vergüenza. Se muestran avergonzados y por momentos muy enojados. He escuchado a pacientes expresar: "cómo se atreven a pensar que yo tengo eso", "no puedo tener eso porque he tenido un solo marido", "no puede ser, porque no uso drogas", "no soy homosexual". En fin, a menudo el discurso de los pacientes evidencia ideas muy prejuiciadas y estereotipadas sobre el VIH. Esto, en consecuencia, los lleva a asumir que el resto del mundo piensa como ellos y sienten vergüenza al pensar cómo los verán los otros.

Vale recordar que todo paciente es miembro de la sociedad igual que usted y yo, y que el VIH-sida no conoce barreras sociales, económicas o raciales. Muchas veces la voz del paciente expresa sentimientos y prejuicios típicos del medio en el que se desenvuelve.

Observo con frecuencia que la persona que ha sido contaminada sin darse cuenta, se preocupa mucho por el *qué dirán*. Una señora viuda, mayor de edad, que estuvo internada en nuestro piso, se desesperaba por explicar a quienes llegaban que su esposo "...murió hace dos años y yo no me he juntado con ningún otro hombre". Parece que algunas personas, aparte de no entender los detalles de cómo el VIH se propaga y desarrolla, piensan que si se portan de acuerdo con las normas morales el VIH nunca tocará sus vidas. Un ejemplo es el hombre que acostumbra usar condón porque cree que así estará protegido; éste expresa confusión y vergüenza al saber que se ha contaminado. Aparte, se siente traicionado por la suerte, porque después de haber hecho lo recomendado para evitar el contagio, se da cuenta de que el método no le funcionó. A veces, siente que por esa falla, su vida privada saldrá a la luz. Un paciente me dijo un día que su familia no iba a apoyarlo porque "él solo se buscó el problema". El mismo paciente notó que uno de sus tíos estaba hospitalizado con cáncer en los pulmones por fumador, sin embargo parecía ser que la humanidad había puesto el VIH en una categoría muy diferente.

Ayúdelo a vencer la vergüenza

El familiar o amigo informado, después de haber escuchado al paciente, puede aclararle que una pareja infiel puede contaminar a la otra y que esta contaminación tal vez no se haga evidente en muchos años. Un familiar o amigo informado puede aclararle que el marido, la esposa, la pareja o el amante murió de cáncer o pulmonía, pero que la enfermedad pudo haber sido causada por el estado debilitado de su sistema inmunológico. En fin, le puede informar que hay diversas formas de contaminarse y que no necesita explicar cómo sucedió, que él sólo tiene que contárselo a quien elija, a la persona con quien quiera desahogarse. Es necesario afirmar que puede sucederle a cualquiera; que el virus no hace distinciones y que nadie, por ningún motivo, es merecedor de esa suerte.

Esas aclaraciones demuestran al paciente que uno lo comprende. Hay que mostrarle que no se tienen prejuicios para que adquiera confianza y poco a poco saque a relucir sus sentimientos. Si el paciente no expresa sus sentimientos, no podemos ayudarlo, ¿cómo ayudar a una persona si desconocemos qué le aflige?

En busca de un milagro

Puede ser que usted, como me ha pasado a mí muchas veces, llegue al cuarto del paciente y lo encuentre con la Biblia en la mano o muy cerca. Esto sucede muchas veces cuando el paciente está esperando el resultado de una prueba importante o cuando ya le han dado los resultados y no son favorables.

Si el paciente está débil y no puede leer, tal vez lo encuentre orando o aferrado a un crucifijo, a un rosario o a algún objeto que para él tenga cierto valor o poder. Aparentemente, cuando los pacientes reciben la mala noticia, pasan por una etapa en la que regatean con Dios. La Doctora Kübler-Ross nos dice que los tratos que hace un paciente con Dios intentan *comprar tiempo*. Yo respeto y no discuto la seriedad de sus estudios. No dudo que los resultados y las conclusiones a las que llegó sean fieles y precisos; pero, reconozco con tristeza que hay otras personas que no miran más allá de los estudios científicos y dudan de la fe de algunos pacientes. Yo añado de mi parte, que hay pacientes que llegan a nuestra sala con una fe inmensa. Unos tienen fe en Dios, otros en la virgen y en los santos. Algunos expresan fe en los Espíritus del Bosque y otros en Alá o el Sol.

Hablemos de los pacientes cristianos, porque los entiendo mejor. Para un cristiano, ¿quién es más poderoso que Dios y su hijo Cristo? Si Cristo curó leprosos, si devolvió la vista a ciegos y resucitó muertos, ¿por qué no puede curar a un creyente de lo que el médico diagnostique? Las personas de mucha fe que he observado no se limitan a pedir un poco de tiempo. Piden que Dios las cure porque él tiene poder de hacerlo. Por tanto, si ellas dicen que Dios las va a curar, es porque creen, de todo corazón, que Dios lo hará. Saben que por medio de la fe todo es posible; saben también que Dios sana por gracia, que no hay que pasar una prueba ni contestar preguntas adecuadamente sobre la vida que han vivido para que Dios las cure.

Cuidémonos de decir que estos pacientes no aceptan su condición o que están comprando tiempo. Si usted habla con un paciente que tiene fe y éste parece estar confiado en que va a sanar, es porque él sabe que va sanar. Debemos tener cuidado de no cambiarle el nombre a las cosas. Al pan, pan y al vino, vino. También, a veces se escucha a alguien juzgando la fe de un paciente sin pensar que también los buenos creyentes enferman y mueren.

Recuerde que si una persona pide algo a Dios, no necesariamente es por miedo, ni porque esté pasando por una etapa de negación, o porque no acepta que va a morir. Esta actitud demuestra que cree en una fuerza superior. No lo mire como a un tonto arrepentido o a un hipócrita, él no necesita que además de su situación usted lo juzgue.

Presiones y prejuicios religiosos

Cuando comencé a trabajar, me sorprendió la abundancia de predicadores de todas las creencias que cruzan los pasillos del hospital. Los hay de todas las nacionalidades y razas. Sus idiomas son variados. Durante la estadía del paciente, lo cuidamos de los religiosos fanáticos.

Cuando yo me entero de que un predicador está amenazando a un paciente con fuego y condena por su vida pecadora, o cuando el predicador se pone a indagar sobre la preferencia sexual de uno de mis pacientes, o intenta investigar si el paciente usa drogas o es prostituta, intervengo para que deje de hacerlo. Usted puede hacer lo mismo. Es importante que no permitamos que un desconocido vaya al hospital a decirle al paciente que es culpable de su condición y que Dios le mandó la enfermedad como castigo. Decir esas palabras es como robarle el hombro de Dios que tanta falta le hace.

En nuestro hospital se requiere que los predicadores, rabinos o curas se registren en el servicio de capellanía. Tienen que respetar las reglas para respetar la intimidad de los pacientes. Eso es, tienen que tocar la puerta antes de entrar y entender que el diagnóstico del paciente es privado. Así que, si pasan por la estación de enfermería a preguntar cuáles son los pacientes con cáncer o VIH, o cualquier otro diagnóstico para ir a orar o rezar por ellos, les pedimos que se regresen al servicio de capellanía para ser orientados. Usted como allegado al paciente, si nota que un religioso le pide un dato privado, tiene derecho a decirle que esa información no es necesaria para pedir a Dios por alguien. Claro que si el paciente quiere hablar de su condición, lo puede hacer libremente. El peligro está en que a veces un religioso le hace una pregunta personal a un paciente con tanta autoridad que éste se siente obligado a contestar, aunque haya personas con quienes no desea compartir su situación. Asimismo, si los predicadores que llegan no son de la misma fe que el paciente, no está obligado a recibirlos. Si el paciente quiere ver a un representante de su fe o si quiere que usted le busque a alguien está en plena libertad de hacerlo. Si no saben a quién dirigirse, la enfermera le puede facilitar el número del servicio que el hospital ofrece o una guía telefónica. Si el paciente no sabe leer o no puede, la enfermera lo ayudará. Sólo basta con solicitarlo y, si es necesario, exigirlo.

Después de que un religioso no solicitado visita a un paciente, hablo con él y su familia para saber si consideran que la visita del predicador fue una experiencia positiva. Si contestan que no lo fue, les informo que no tienen obligación de recibir a nadie.

El paciente grave no está para que lo juzguen. Éste se hospitaliza porque quiere tratamiento y cuidados. El hecho de que muchas veces la persona no está en condiciones de discutir o echar al visitante, debe tomarse como un indicio de que imponer nuestros gustos o prejuicios sobre ella es una violación; constituye un abuso contra el más débil. El deber de la enfermera, el familiar o el amigo es apoyar al paciente.

Debemos cerciorarnos de que comprenda que el abogar por él no es una molestia. Por ello, si es necesario, usted puede decirle a un religioso que no respete las anteriores consideraciones, que salga de la habitación del paciente.

Repito, si el paciente quiere invitar a un representante de cualquier iglesia o fe tiene derecho a hacerlo. Sólo se le exige que si no está en una habitación privada, tenga respeto por la intimidad de los otros pacientes.

En suma, el paciente parece confrontar la realidad de su diagnóstico de la manera que más se le facilite. Me he dado cuenta de que no hay una regla. No creo que usted pueda pronosticar el camino que su hija, su madre, su pareja, su amigo, su tío o su abuela va a tomar si el médico le informa que tiene una enfermedad incurable (o que el paciente piensa que no tiene cura) y que pronto va a morir. Haga lo posible por no llegar al hospital a exigir que su ser querido adopte cierto comportamiento o actitud; hay veces que exigir una pequeña sonrisa es demasiado.

También he notado que las emociones y los sentimientos que muchos de mis pacientes experimentan, llegan a un punto que puede considerarse agudo o grave. Cuando las emociones y los sentimientos son propios, el paciente puede luchar para superarlos. A veces recupera la fuerza a través de la meditación, la oración o con terapia. En otras, sin entender cómo, la cura mágica llega envuelta como un regalo, con el tiempo. Ahora, los prejuicios externos son un capítulo aparte. El paciente no tiene control sobre ellos. Trate de no añadir los suyos a la carga que el paciente lleva sobre sus hombros y en su interior.

CAPÍTULO 3

Soledad: cuando no hay con quién compartir las penas

Ya que tenemos una idea sobre la carga emocional que cae sobre el paciente tras enterarse de que está enfermo y morirá, veámos ahora el caso del paciente que no tiene con quién compartir sus penas.

Parece ser que las personas que cuentan con apoyo emocional y afectivo viven más. Esta no es una observación genial de mi parte. En el hospital a menudo hablamos de que los enfermos con familia, amigos y parejas se recuperan más pronto. Para darle mayor fuerza a nuestra observación cotidiana, cito a Weenolsen, que en sus estudios concluyó: "Tal vez se deba a que... las emociones positivas como el amor, la fe y la determinación alivian la depresión y hasta dan fuerza al sistema inmunológico."

Los estadounidenses tienen un dicho popular que se puede aplicar a algunas situaciones por las que muchos hemos pasado: "Uno ve los acontecimientos del pasado con vista 20-20". ¿Conoció a alguien que haya tenido que enfrentar solo la muerte? Abra los ojos desde ahora y no permita que alguno de sus seres queridos pase por esa situación.

Vivir y morir se hace más difícil cuando la persona recién diagnosticada no tiene con quién compartir su enfermedad. Se ve triste. A veces parece estar hipnotizada, con el rostro sin expresión, porque tiene la mirada perdida. Como si buscara escenas del pasado para revivirlas y asegurarse de que fueron ciertas. Un paciente que había pasado mucho tiempo viviendo bajo el puente de una autopista, me dijo que si tuviera la oportunidad de vivir de nuevo nunca se separaría de su hermano menor. Me contó que habían sido como gemelos y que cuando su mamá castigaba a uno de ellos, los separaba al dormir para que no pudieran consolarse el uno al otro. Con el conocimiento de la angustia que experimentó cuando le dijeron que su falta de aire era causada por un gran tumor en un pulmón, sintió la necesidad de compartir su experiencia con el hermano. Pero mi paciente no tenía la menor idea de dónde encontrar a su familia y tuvo que enfrentar la muerte con los recién conocidos con quienes compartió sus últimos días en el hospital.

Quiero afirmar que la relación entre un paciente que está por morir (o que cree que va a morir) y su enfermera, muchas veces se desarrolla a un paso increíblemente rápido. Parece ser que no hay tiempo para juegos. Se hablan cosas importantes. La enfermera escucha con más atención para detectar qué necesidades tiene el paciente. Se le da el apoyo que exige o parece exigir.

Pero no hay nada tan positivo, fuerte y bello que ver al paciente hablar sobre su diagnóstico y su muerte con alguien con quien comparte una historia. Alguien que lo conozca desde hace mucho tiempo. Leí en un cuento traducido del árabe que "...no hay como los amigos de infancia porque nos conocen desde antes de que sepamos fingir". Estoy de acuerdo. Me he fijado muchas veces en que el paciente que comparte con su gente expresa menos vergüenza y siente menos necesidad de esconder su dolor.

También son impresionantes las emociones que se cruzan y dan vueltas dentro del pecho al observar a un paciente con su pareja en espera de la muerte. Se me hace difícil resistir la tentación de compararlos. El uno mostrándose fuerte, respirando con facilidad, al parecer despreocupado, lleno de vida; el otro no. En los casos en que mi paciente y sus seres queridos ya han aceptado la inminencia de la muerte, los sentimientos que los invaden son de paz y de tranquilidad porque hay menos resistencia a esa realidad que se espera con menos agitación.

Algunos pacientes me han dicho que después de que le comunican a sus seres queridos que tienen sida y que se van a morir, la espera se les hace más fácil porque ya no necesitan fingir. Uno de ellos me contó que como ya todos sabían que él tenía miedo de morir, se iban a turnar para acompañarlo siempre. Así que podía descansar sin miedo de que la muerte lo sorprendiera a solas.

En ocasiones, cuando un médico diagnostica sida, uno advierte el miedo en el paciente y su pareja, aunque sepan que la muerte no se pronostica en un futuro inmediato. Algunas parejas me han contado que aparte del miedo a la muerte y la soledad, temen que tarde o temprano, el compañero vaya a tener el mismo diagnóstico.

Otra experiencia importante para mí ha sido observar a los padres de un paciente orando al pie de la cama. En el aire se siente el dolor, se ven las súplicas flotando hacia el cielo; pero la cara y el pecho del paciente se envuelven de alivio. Me atrevo a decir que se experimenta paz con sólo saber que, por ese momento, el paciente está tranquilo, confiado en que Dios lo va a ayudar.

No tengo suficientes palabras para explicar cuán importante es apoyar a un enfermo ayudándolo con esa gran carga emocional que se echa al hombro cuando un médico le dice que se va a morir o que tiene una enfermedad que cree que le va a causar la muerte.

De acuerdo con lo que me han dicho algunos pacientes, vivir con el secreto de que uno va a morir es muy triste y desolador, pero existe el consuelo de que las personas que uno quiere no van a sufrir. Para algunos de los pacientes con sida, hay una esperanza detrás de esa soledad: "Cuando les diga tal vez me van a apoyar." Otros me dicen: "pero si no me apoyan... ¿qué hago?" Un paciente quería saber cuántas horas le quedaban para saber cuándo tendría que contárselo a su familia. Me dijo que no iba a poder vivir ni un momento más si perdía la esperanza del apoyo de sus seres cercanos.

Veamos ahora el caso de una persona con cirrosis. A veces se pregunta: "¿Pensarán que soy un borracho?", "Tal vez piensan que bebo a escondidas", "¿Me irán a echar del trabajo?" Veo a muchos pacientes con miedo de ser abandonados porque se avergüenzan de lo que sus familiares y compañeros puedan pensar. Aunque sepamos que no todas las personas con cirrosis son alcohólicas y que no todos los alcohólicos tienen cirrosis, la enfermedad tiene esa reputación. Weenolsen aconseja al paciente que comparta su secreto para crear un ambiente en que se le dé apoyo. Yo estoy de acuerdo; he notado que compartir es un alivio para el paciente, y más cuando sus confidentes escuchan sin prejuicios, están abiertos y les demuestran amor.

Relato de una situación común

Un amigo me confesó que era alcohólico. Me dijo: "Tomo todas las noches cuando llego a casa." Sentí tristeza al pensar en lo desesperado que debe haber estado para llegar a ese punto. Cuando le pregunté por qué no me había contado antes, respondió que se había estado reuniendo con un grupo de alcohólicos y adictos donde todos discutían sus problemas y preocupaciones. Ahí todos eran *iguales*, por lo que no se avergonzaban de ser francos el uno con el otro. Aparte, al principio, no estaba arriesgando nada, ya que todos eran extraños. Se sentía aceptado. Ganó confianza en esas reuniones.

La noche que llamó para decirme que se encontraba en un centro de desintoxicación, lo hizo con confianza. Estaba seguro de que no iba a rechazarlo. Tenía razón. Durante el período en que estuvo internado, le fue contando a otras amistades. Con el tiempo habló con personas menos allegadas, pero siempre escogiendo a quienes lo iban a apoyar. Hoy en día no le importa quién sepa que pasó por esa experiencia, además de que superó el alcoholismo, encontró muchos seres que le brindaron su apoyo; y si un día tropieza con alguien que lo rechace por su historia, sabe que tiene a otros a quienes acercarse.

Cuando aconsejo a mi paciente que comparta su diagnóstico con algún ser querido, a menudo hago esta analogía: recibir la noticia de que uno se va a morir, o de que tiene un cáncer incurable o sida, es como soportar una carga de mil libras de dolor y desesperación en los hombros. El peso es demasiado para soportarlo solo. Ahora, si uno se acerca a alguien que sabe que lo quiere y le pide que lo ayude a cargar un poco de su pena y angustia, el peso será menor. Con el alivio podrá pensar más claramente y calcular mejor los pasos a dar. Poco a poco se acerca a más seres especiales pidiéndoles que lo ayuden. La carga llegará a ser más llevadera porque entonces tendrá con quién hablar de sus sentimientos, temores y deseos.

Yo estoy convencida de que compartir las penas, en muchos casos, da buenos resultados. Creo que es más fácil para el paciente cuando tiene que pedir ayuda en cuestiones de su vida cotidiana. Hasta puede llegar a sentir alivio porque no debe esconderse cuando está triste o siente deseos de llorar. Sus seres queridos entenderán sin exigirle explicaciones porque comprenden sus sentimientos.

Un sinfín de veces he visto pacientes que pasan toda la tarde sin hablar, sin comer, ni contestar el teléfono, pasan horas, y hasta días, con la cabeza debajo de la cobija. Se ven deprimidos. Y cuando la familia llega hacen esfuerzos por ocultarlo: "Es que me duele la cabeza", "es que tomé un medicamento para dormir". Un paciente recién diagnosticado me pidió que le dijera a su mamá, en español, que las visitas se habían terminado. Le dije, en inglés, que en nuestro piso acostumbramos permitir visitas a las horas en que la familia pudiera venir; pero él insistió en que su madre se fuera porque tenía deseos de "estar solo y llorar por su mala suerte".

Si el paciente comparte su secreto o situación con personas que le brindan apoyo y, luego, con alguien que lo rechaza, el dolor y la pena serán más tolerables. Un paciente me dijo que por fortuna no le había contado antes a su novia. Llevaban más de dos meses viéndose o hablándose casi todos los días. Por ser ella tan formal y su familia tan estricta, sólo se habían tomado de las manos, pero ese domingo iban en la camioneta de ella por un camino descubierto y solo. Pararon en un pequeño puente y bajaron al riachuelo a comer. Se sentía muy bien y contento porque ella lo miraba como deseando un beso.

El joven decidió besarla, pero antes le tomó la mano y mirándola a los ojos le dijo que era VIH positivo. Me contó que ella hablaba de tener niños, por lo que no tenía la intención de engañarla. Después de su confesión no le dio oportunidad de decir nada más. Ella salió corriendo, lo dejó con todo y mantel y comida, subió a su camioneta y lo abandonó.

Ya tarde, llegó al pueblo, habló con una prima con quien compartía su departamento y luego se fue a un bar al que acostumbraba ir después del trabajo y donde el cantinero y varias personas más sabían de su enfermedad sin rechazarlo. Estaba triste, pero no solo, y eso, me dijo, habría sido mucho peor. Se percató de que se sentía dolido pero no devastado.

Este hombre fue menos afectado que otros por el rechazo social a su enfermedad porque ya no estaba solo. Cuando un paciente confía, su situación a un ser querido y éste lo rechaza con palabras o con acciones, el paciente, según mi experiencia, puede reaccionar con depresión, ira y malas palabras, sorpresa, y a veces, según me dijo un paciente, "alivio al pensar que no me engañó". No se puede negar que se corre el riesgo de ser rechazado y herido. Por ello, aconsejo a mis pacientes que calculen bien antes de compartir su diagnóstico, si es que el tiempo y la salud lo permiten. No creo que a un paciente que está agonizando se le debe atar con preocupaciones como "¿qué tal si fulano te rechaza?" Me he dado cuenta de que a veces el paciente no está pensando en sí mismo porque para él lo importante no es ser aceptado. Para muchos, lo principal, cuando la muerte se acerca, es dar las gracias, despedirse, pedir perdón, perdonar, o hablar de algún sentimiento si es que está dentro de una relación, con la esperanza de que el sobreviviente pueda seguir adelante sin remordimientos. Recordemos que el paciente sigue siendo la misma persona.

Cuando el paciente es un empleado

Hoy en día, muchas personas diagnosticadas con enfermedades causadas por el sida se recuperan y pueden regresar a trabajar como de costumbre o desenvolverse de forma limitada. En estos casos hay que tener presente que si el jefe de una de estas personas no es informado del nuevo estado de salud del trabajador, exigirá el desempeño acostumbrado. El riesgo es que el paciente sea expulsado del trabajo.

Aconsejo a mis pacientes que se informen sobre sus derechos legales antes de comunicar su situación al empleador. Si la causa de la incapacidad no perjudica a los demás trabajadores y la persona no quiere divulgarla, es muy probable que sea suficiente presentarle una carta del hospital que indique que las limitaciones del trabajador se deben a "condiciones médicas". Es probable que su caso se pueda tratar en una oficina central sin tener que informar a un supervisor.

Ésta es otra forma de dar a conocer un diagnóstico. En el caso del trabajador, se debe informar por razones económicas, que también son importantes.

Esto parece ser claro y práctico; no obstante, es necesario tener presente que la noticia de padecer una enfermedad grave, la que muchos consideran como la nueva lepra, aturde al paciente y le impide pensar con claridad. Como alguien allegado al paciente, usted debe ofrecerse a ayudarlo a pensar para asegurarse de que, con su honestidad, no se perjudique a sí mismo.

Cuando alguien comparte su secreto con nosotros

Regresemos al caso de mi amigo alcohólico. Tal vez a él se le hubiera dificultado compartir su diagnóstico conmigo si en vez de alcohólico fuera positivo su resultado en el examen de sida. Muchas personas piensan que beber un poquito no es nada. Si es cáncer, algunos dicen: "el pobre tiene cáncer, pero lo pueden operar". En un caso, el paciente no es culpable, en el otro, es víctima. Ahora bien, cuando se habla de sida, hay demasiadas personas que expresan sus creencias de que "eso no le sucede a la gente buena". Docenas de veces he escuchado: "pero si ella no es prostituta", "pero si él no es homosexual", "¿usted cree que sería por drogas?" Y muchas otras expresiones que señalan prejuicios basados en la ignorancia. Estas personas no saben que el sida también puede llegar disfrazado de pareja fiel o de "Ángel de la Guarda" en la unidad de sangre que le va a salvar la vida. (Admito que en Estados Unidos la sangre es examinada. De acuerdo con la Cruz Roja, la probabilidad de adquirir una unidad de sangre contaminada, después de que ellos la hayan examinado, es de menos de una en 676,000).

Cuando me entero de que la abuela de 65 años resultó ser positiva, no la juzgo. Sé que tal vez se contaminó por causas ajenas a su voluntad o porque diez años atrás el abuelo le fue infiel, que también es cosa de la vida. Esta enfermedad a veces es resultado de un intercambio aceptado por la sociedad. Muchos no critican ni dejan de relacionarse con una persona infiel. Sin embargo, juzgan y dejan de relacionarse con la víctima de esa infidelidad. Digo víctima sólo en el sentido de que no sabe que está compartiendo su vida sexual con una tercera persona. Pero sostengo que todo el que se contamina con esta enfermedad es víctima. También hay muchos "inocentes", en el sentido que dan al término aquellos que llegan a la conclusión de que "a la gente buena no le pasa eso". Más de un hombre me ha dicho: "yo no pensé que ella estaba enferma porque siempre la conocí como una mujer de su casa". Otros no se pueden imaginar que una persona que se inyecta drogas puede estar sana, porque no se les ocurre que la contaminación es provocada por el uso de agujas sucias y no por inyectarse.

Así que si una persona le concede el privilegio de ser su oído y hombro, usted debe hacer lo posible por brindarle fortaleza, ternura y sinceridad. Acérquese y trate de no empeorar la situación con reproches y preguntas necias.

Proteja la intimidad del paciente

Cuando alguien deposita su confianza en mí, no lo traiciono. No tengo el derecho de divulgar el secreto de un amigo o de un familiar que se ha desahogado contándome lo que lleva guardado en su interior.

Hay pacientes con cáncer, por ejemplo, que no quieren decirle nada a sus familiares por no causarles un dolor. Otros saben que la familia está en vísperas de una celebración importante y no desean *arruinar el día* con una mala noticia. En ese caso, tener que contarle a un ser querido que se tiene una enfermedad maligna, causa que el enfermo se sienta culpable.

He tenido varios pacientes con sida que me han explicado que lo peor de decirle la verdad a sus seres queridos es que sienten la necesidad de confesarles que se inyectaron drogas, que han sido infieles, que se han prostituido o que son homosexuales.

Admitir estas cosas abiertamente puede llegar a ser tan doloroso para el paciente como para la persona que escucha. Por tal motivo, soy de la opinión de que nadie debe divulgar el secreto ajeno. En el caso de mis pacientes, dejo que ellos lo hagan cuando están listos emocionalmente para hacerlo. Yo no tengo el derecho de robarles la oportunidad de confesar y ser honestos con las personas que aman o respetan. Usted tampoco. Además, en el estado en que trabajo, Florida, es ilegal divulgar un diagnóstico sin el consentimiento del paciente. Sin embargo, tenemos la obligación, en el caso del paciente que es VIH positivo, de hacerlo consciente de su responsabilidad moral y ética; así como de los beneficios que brinda informar a las personas con quienes ha tenido relaciones sexuales o con quienes ha compartido agujas hipodérmicas.

Sentido común y honestidad

Algunos pacientes se afligen al pensar que si le cuentan a un familiar o a un amigo que padecen una enfermedad contagiosa, éstos no los van a ayudar cuando se debiliten y no puedan valerse por sí mismos. Otros no quieren que la familia les tenga lástima.

Mi consejo al familiar o amigo es que hay que ser práctico sin dejar de dar apoyo emocional. Hay enfermedades contagiosas como la tuberculosis. Si se entera de que su familiar, amigo o pareja padece tuberculosis, debe hacer todo lo posible por seguir las reglas que protegen a los visitantes. Si una nota en la puerta de la habitación indica que utilice una mascarilla antes de entrar, debe usarla y exigir que los otros visitantes lo hagan. (Sé que en algunos lugares los fondos escasamente cubren los medicamentos y que no hay dinero para proveer a los visitantes con mascarillas, pero pongo el ejemplo porque donde trabajo se acostumbra tenerlas fuera de cada puerta.)

En el caso de un paciente con diarrea, si él quiere que usted lo ayude, debe usar guantes a la hora de limpiarlo o de vaciar el recipiente donde defeca, orina o escupe. Y debe usarlos siempre que esté expuesto a cualquier fluido corporal del paciente. Es decir, se debe y es bueno visitar a un enfermo, ayudarlo y cuidarlo en todo lo necesario, pero sin descuidarse uno mismo.

Si quiere visitar o ayudar al paciente pero siente miedo de contagiarse, dígaselo. Hágalo con amor y honestidad. Hable con la enfermera; hágale preguntas frente al paciente para que él entienda mejor por qué usted usa guantes, se lava las manos o usa mascarilla.

Por lo general, he notado que los pacientes que tienen en quién confiar, y los pacientes que tienen con quién compartir sus sentimientos, miedos, ansiedades, desesperaciones, inseguridades, deseos y esperanzas, pasan más tiempo tranquilos. Los veo reír con frecuencia y se les hace más fácil esperar una mejoría o la muerte. También he notado que los que no tienen a nadie la pasan muy solos y tristes. Duele verlos morir así.

CAPÍTULO 4

La tristeza y algunas de sus causas

Casi todos mis pacientes que están muy enfermos o que están a punto de morir pasan por un período de tristeza. Otras veces son sus seres queridos los que se entristecen. (A algunas personas las ingresan al hospital tan enfermas que permanecen inconscientes.) A muchos les invade la tristeza después de recuperarse del *shock* provocado por el diagnóstico. La tristeza, al igual que todas las emociones y pensamientos que experimenta un paciente, no se limita a un período específico. Una persona que ya no está triste puede entristecerse nuevamente al ver a alguien, al recordar algo del pasado o al escribir su testamento o una carta; o sin motivo aparente, sólo porque sí.

Los pacientes lloran o se entristecen por motivos distintos. Veamos algunos casos. He visto muchas personas llorar porque su pareja se quedará sola. Más aún, varios de mis pacientes con sida me han dicho que lo peor de dejar a su pareja sola es que no tendrá quién la cuide cuando le llegue su hora.

Un hombre lloraba porque se enteró de que era VIH positivo y que posiblemente no se recuperaría de su enfermedad. Me dijo que estaba muy triste porque su pareja, cuando recibiera el diagnóstico, no tendría con quién compartir sus sentimientos porque nadie sabía que eran homosexuales.

La madre con niños pequeños se pone triste porque no los va a ver crecer; llora al imaginar que tal vez nadie los vaya a querer como ella los quiere. Los hijos se entristecen y lloran por el dolor que les van a causar a sus padres. Un paciente se entristece porque él y su esposa aún no han disfrutado la casita que se acaban de comprar; siente lástima.

A veces el paciente se pone triste porque va a dejar a alguien que quiere mucho o porque se va solo. Se siente como cuando se fue de su pueblo a un lugar desconocido, no porque quería irse, sino porque la situación lo obligaba. Hay que entender que nosotros perdemos a ese amigo, a esa tía, a ese esposo o padre, pero el paciente nos pierde a nosotros.

Los que creen en Dios parecen estar más tranquilos en sus últimos días, mientras los que no, se notan con miedo, tristes, como los niños que lloran cuando se les dice que se va a apagar la luz.

Uno de mis pacientes, a quien nunca olvidaré, estaba triste porque sabía que su muerte le iba a causar un gran dolor a su familia. Decidió no decirles nada hasta el último momento. Le expliqué que a mí, como madre, me gustaría saber si mi hijo se va a morir pronto para decirle que lo quiero, para ayudarlo, para pedirle disculpas, para estar con él. Él insistía en que no, que les iba a contar todo hasta la última hora. Entonces le pregunté "¿Es que no quieres que sufran o es que piensas mejorar?" Dejó de hablar. Más tarde, cuando regresé, me dijo que no se sentía en condición de opinar sobre si iba a mejorar o no. Me explicó que su cabeza decía una cosa y su cuerpo otra. Me pidió que le hablara con mucha franqueza.

Salí de su habitación y hablé con su doctora, una mujer con bastantes conocimientos, trabajadora y de mucha fe. Ella me dijo que el paciente estaba muy mal, que podía morir de un momento a otro y que ella se lo había explicado. Regresé a la habitación e insistí en lo que la doctora me había dicho. Con ternura y mucha sinceridad le dije que los médicos ya no podían hacer nada más por él. Que sólo Dios podía salvarlo, que el tumor en su pecho era enorme, que le había causado mucho daño y que tenía una hemorragia interna incontrolable.

Le contesté con tal franqueza y honestidad por la misma razón que lo hago con otros pacientes que me piden que les hable claro: porque estábamos hablando de su vida. Él tenía derecho a saber. Tenía que tomar decisiones y, más que nada, había indicado que quería despedirse de su familia. Cuando terminé de hablar, me confesó que la doctora ya se lo había dicho, pero que quería estar seguro.

Él tenía un plan: "Tú les dices cómo estoy y yo les digo que tengo sida". Me contó que para su familia todo tenía remedio porque eran gente de mucha fe, pero que él sentía la obligación de hacerles entender que estaba muriendo de sida; que tenían que tratar de entender y aceptar su despedida. Al llegar la hora, conmigo a la orilla de la cama, conversamos con su familia. Primero yo les dije que su hijo estaba mal, que creíamos que la muerte estaba cerca, que se había hecho todo lo posible. Luego, él les dijo poco a poco que estaba cansado, que no quería seguir en la lucha; y por último nombró su enfermedad: les confesó que tenía sida. Como cuando el jefe dice que las ventas están bajas y luego dice que no hay ganancias, y por último, "lo tengo que despedir". El resultado es el mismo, pero uno se prepara mejor.

.En el caso de ese paciente, la familia hizo todo lo necesario para llevárselo a su hogar. Los médicos estuvieron de acuerdo, admitieron que iba a morir y que tenía derecho a morirse en su casa, con su gente, con los seres que tanto lo querían. Y así fue. Murió a la siguiente tarde en el hogar de sus padres, rodeado de sus hermanos, en un ambiente familiar. En sus últimas horas no estuvo sometido a la molestia de tratamientos médicos que no iban a remediar nada.

Antes de irse me dijo que le dio mucha tristeza causar tanto dolor a su familia, pero que la intensidad de esa tristeza no era ni una sombra de la alegría que le causaba saber que iba a morir en su casa, rodeado de la gente que lo quería.

De deprimido a triste

Al notar que un paciente no hablaba, no comía, no dormía, no me miraba, no sonreía, le pregunté por qué estaba tan triste. No me contestó; no me miró. A los pocos días me dijo "Señora, hoy estoy triste, ese día estaba deprimido". Entonces me dijo que él sólo tenía en mente su problema, que se pasaba días enteros pensando en lo mismo. Se imaginó cientos de veces la escena en el consultorio del médico cuando le comunicó su diagnóstico. Pasó días imaginando otras alternativas "Si me hubiese dicho otra cosa, si se le hubiese perdido el papel, si yo no hubiese regresado a su consultorio..." También me dijo que su hermana lo había salvado de ese tormento. Ella iba a verlo todos los días después de salir del trabajo y permanecía sentada a su cabecera sin decir una sola palabra, hasta la hora de volver a casa, como un guardián fiel. Ese día, él se dio vuelta, la vio de reojo y un recuerdo de cuando eran chicos se despertó en su mente. Él se sonrió por primera vez y comenzaron a conversar de muchas cosas. "Ahora estoy triste porque no quisiera morir, pero cuando hablo con mi hermana olvido mi tristeza".

Claro está que en el hospital se usan los servicios de psiquiatría y los medicamentos que prescriben. También se recomienda que los pacientes vayan y convivan en los grupos de terapia diseñados para los que necesitan desahogarse. No obstante, la mayoría de mis pacientes afirma que no hay nada comparado con la experiencia de compartir la angustia causada por la enfermedad con las personas que uno quiere; con la gente con quien uno ha tenido experiencias de vida.

Aceptación y resignación para el paciente, tristeza para sus seres queridos

Unos pacientes aceptan con entereza que van a morir. Otros se resignan, no les queda más remedio. Mi experiencia ha sido que ambos grupos de personas llegan a un punto de calma y paz. Se ven tranquilos. Un paciente me dijo que estaba tan ocupado haciendo arreglos y preparándose para el final de su vida que no le quedaba tiempo para entristecerse. Otro, que se había hecho la ilusión de estar de vacaciones y que sólo iba a vivir el presente. Aceptar la muerte es una parte importante del morir.

En ocasiones los seres queridos de un paciente no entienden cómo puede estar tan tranquilo; sobre todo si se enteran tarde de su enfermedad, después de que ha pasado por fuertes dolores emocionales y físicos y ha tomado la decisión de aceptar su suerte sin más...

A menudo los familiares, amigos y parejas que no están preparados expresan que tal vez el paciente está fingiendo tranquilidad. Llegan a creer que él está tomando decisiones apresuradas. Esto pasa frecuentemente con quienes no entienden hasta qué punto la enfermedad deja estragos. Estas personas a veces se entristecen pensando que el paciente se ha dado por vencido y que no tienen el poder de hacerlo cambiar de parecer.

El tiempo malgastado puede causar tristeza

Hay pacientes que se entristecen porque sienten que las personas a su alrededor los están obligando a pasar sus últimos días en la rutina del hospital, cuando desean reservar su energía para compartir con su gente, sentarse en su casa, mirar fotos viejas, escuchar los sonidos del hogar, oler los frijoles que se están guisando.

Algunos pacientes saben cuándo van a morir. Lo presienten, he sido testigo de ello.

Si no tienen familiares o amigos, desarrollan una amistad con su enfermera, que llega a ser íntima y honesta, como la de un hijo con una madre joven. La comunicación fluye sin vergüenza ni pretensiones. Piden que uno se siente con ellos, que los acaricie. En esos ratos, he escuchado muchos cuentos, muchas anécdotas de vida, de muchachos que preferirían pasar sus últimos días lejos de la rutina del hospital, ¡lo que al final no resolverá nada!

Tristeza del paciente que cree que va a morir solo

Cuando un paciente me comunica que no quiere seguir más tratamientos, tomo su hoja clínica y anoto sus deseos. Hablo con el médico, con la trabajadora social y, si lo amerita, con el departamento de psiquiatría. En fin, hago lo necesario para que todos sepan cuál es la voluntad del paciente.

Hay pacientes que saben que su muerte se acerca, que están listos para permitirle que llegue y aún así no me dicen que quieren suspender los tratamientos. Lo que hacen es preguntarme si es posible irse a casa o regresar debajo del puente donde vivían porque ya están dispuestos a morir. Algunos parecen creer que con la suspensión del tratamiento va a cesar el trato humano. Los que vivían muy solos o en la calle han llegado a decirme que les entristece pensar que se tienen que ir del hospital y morir solos.

Aclaración sobre los derechos del paciente

A los pacientes que están por morir y que no quieren más tratamientos hay que informarles sobre sus derechos. Claro está que resultaría más práctico hablar de estas cosas al principio de la enfermedad, cuando el paciente se encuentra más estable, pues el asunto de la muerte a menudo provoca en las personas un desequilibrio emocional que les impide pensar con claridad.

El paciente tiene derecho a que el médico le hable con la verdad sobre su condición, y el médico tiene la obligación ética, profesional y legal de explicarle cómo lo ve, en palabras que él entienda y no con vocabulario técnico. El médico debe ser honesto. Se entiende que nadie puede predecir con certeza cuándo morirá una persona, pero un médico con experiencia puede dar una opinión más certera, con base en la cual la persona enferma puede tomar decisiones adecuadas.

Si usted nota que el paciente no está en condiciones de llamar al médico por sí mismo y que desea hablarle, usted puede hacerlo por él. En el caso del paciente solitario, es a la enfermera a quien le toca notificar al médico que el enfermo desea información sobre su pronóstico.

Si después de haber escuchado al médico, el paciente decide que las posibilidades de mejorar son escasas y que no quiere malgastar sus últimos días recibiendo tratamientos y medicamentos que no cambiarán el curso de su enfermedad, puede exigir que los suspendan. En Florida ese derecho no es solamente dictado por la ética, tambien lo garantiza la ley.

En ese mismo estado, el paciente también tiene derecho a exigir que no lo resuciten cuando sus pulmones o su corazón dejen de funcionar. Es preferible que el paciente tenga preparado un documento firmado frente a varios testigos que indique ese deseo [vea apéndice, p. 95]. Es muy importante que el paciente comprenda claramente lo que se le explica. Yo he visto enfermos que después de hablar con el médico cambian totalmente de parecer.

Puede ser que el paciente se haya desanimado, en parte, por su estado físico. Tal vez haya decidido que quiere morir porque está cansado o porque cree que ya no puede más, pero después de consultarlo con el médico entiende que su condición es momentánea y decide someterse a otros tratamientos. He presenciado tal escena y he visto la cara del paciente cambiar. He visto la tristeza deslizarse y caer al suelo. Y he visto la esperanza saltar hasta de la cama y la mesita de noche, burbujeando y envolviendo a todo ser presente.

Entre las muchas cosas que un médico puede decir, explicar o contestar, hay unas que se escuchan con más frecuencia. He recopilado estas citas de explicaciones de los médicos. Veamos:

a. "**Aunque usted tiene un cáncer muy desarrollado, puede superar esta etapa de la enfermedad con radiación, cirugía o quimioterapia**". Usted le puede preguntar qué tipo de mejora puede esperar, qué nivel de función va a recuperar el paciente, qué promedio de personas superan esta etapa, siempre recordando que todos los casos son diferentes y que el médico no puede darle una respuesta exacta.

b. "**Aunque tiene una pulmonía que es común entre los pacientes con sida y que a menudo causa la muerte, creo que si le ponemos en un respirador artificial por unos días, puede superar esta crisis**". Usted puede preguntar cuánto daño han sufrido los pulmones; qué limitaciones se pueden esperar si supera la crisis; si el paciente va a estar consciente de que está conectado a una máquina o respirador, restringido con amarres en los brazos. Es muy importante preguntar qué sucede si el paciente no mejora. ¿Cuánto tiempo lo van a tener vivo artificialmente? ¿Hay algún impedimento legal que dicte que una persona no puede ser desconectada del respirador? Si el paciente indica que quiere ser desconectado, ¿toman en cuenta su decisión?

c. "**Ya no puedo hacer más por usted. Sólo puedo ayudarlo a calmar su dolor**". Asegúrese de preguntar, si el "ya no se puede hacer más" tiene que ver con que la enfermedad está muy avanzada o por razones económicas. Si es por razones económicas, tal vez existan recursos que el médico desconoce. Si el paciente quiere luchar, ¡hable con la trabajadora social o con quien sea necesario para conseguir ayuda! Muévase. Recuerde que si el paciente ha puesto su confianza en usted, usted debe abogar por él o decirle con sinceridad que no puede hacerlo.

d. "Estamos llegando al final del camino, sólo Dios puede ayudarlo". La reacción a esta declaración depende de mil factores, pero más que nada de si el paciente y/o sus seres queridos están o no están preparados para aceptar que el paciente va a morir.

Hay pacientes a quienes nadie visita. Unos porque viven solos o en la calle y las personas que se interesan por ellos no saben que están enfermos; otros porque sus familiares o amigos no los aceptan, no importa la causa. Con frecuencia, es la enfermera quien se queda a consolar al paciente solitario y a hacerle saber sus derechos y opciones. Cuando escucho al médico decir el equivalente a "Ya no hay remedio", le explico lo más claro posible que si él vive en la calle o si cree que su familia no lo va a aceptar en la casa, debe quedarse con nosotros en el hospital en lo que la trabajadora social le consigue un lugar especializado donde pueda vivir sus últimos días, semanas o, en ocasiones, meses. Saber que no tiene que irse a morir debajo de un puente, en un automóvil abandonado o con una familia que no lo quiere, es motivo de alegría para un paciente solitario. Son muchas las veces que esa alegría es la última que el paciente expresa antes de morir.

La pérdida de autonomía

Otro punto importante: hay pacientes que tienen a dónde ir, pero que se sienten más cómodos en el hospital porque se avergüenzan de que sus seres queridos tengan que cuidarlos, bañarlos, cambiarles de pañal o darles de comer en la boca. En Estados Unidos, ésa es una preocupación de la cual podemos liberar al paciente porque existen servicios de enfermería a domicilio que el estado o el seguro médico cubre. También existe el servicio *hospice*, que se brinda en el hogar o en un área del hospital y está diseñado para cuidar a personas muy enfermas que posiblemente van a morir dentro de pocos meses; y cuyo enfoque principal es asegurarse de que el paciente esté cómodo y sin dolor. Sólo tiene que pedir informes. Un paciente ya mayor me dijo que saber que no iría a morir a casa de su hijo recién casado le había provocado algo en el pecho muy parecido a la alegría.

Paciente lector

Quiero aclarar que a veces nuestros pacientes en estado grave reciben tratamientos hasta la última hora; así que mueren en la sala. Entendamos que en ciertas ocasiones es el médico quien debe decidir por el paciente si sigue o suspende el tratamiento, si se va a resucitar o no. Un proceso biológico (como un tumor en la cabeza), un desbalance químico, una falta de oxígeno que no permitan que el paciente razone, así como un estado emocional o psiquiátrico especial, pueden ser causas suficientes para que el médico determine que el paciente no está en condiciones para decidir por sí mismo, porque se encuentra en circunstancias precarias. Es importantísimo que usted, paciente lector(a), designe a una persona que pueda tomar decisiones sobre su salud si usted no está en condiciones de hacerlo (Vea apéndice: Poder notarial duradero y patrón para el nombramiento de un(a) sustituto(a) para el cuidado de la salud, p. 97). No vaya a ser que además de todo, la frustración de ser obligado a vivir cuando ya no quiera se añada a sus penas. Entienda que sin su autorización, los detalles de su enfermedad no se pueden compartir con nadie. La persona elegida debe ser quien respete sus deseos.

Designar a alguien para que tome las decisiones necesarias cuando usted esté en una condición grave, no es obligatorio; pero en mi opinión es importante tener con quién contar a la hora de tomar decisiones tan serias. De todos modos el poder notarial es revocable. Si usted no ha firmado un poder duradero, el médico o la trabajadora social, en caso de que pierda el control de sus facultades, asigna a un familiar o un amigo para que lo sustituya en el cuidado de su salud (Vea apéndice: Fórmula para la designación y aceptación del (la) substituto(a) para el cuidado de la salud, "proxy", p. 97); recuerde que en ese caso los familiares tienen más derechos que los amigos.

Además, la persona en quien el paciente terminal confía, por lo general ve las cosas con más claridad y ayuda a explicar la situación a sus seres queridos. Por ejemplo, puede sostenerlo para que permanezca firme frente a familiares que, con las mejores intenciones, intentan disuadirlo o forzar al establecimiento médico a tomar medidas heroicas y a continuar con tratamientos mucho más allá de lo que usted hubiese querido, sin comprender los motivos de la decisión que ha tomado. Esa persona llega a ser el hombro donde puede recostarse si la pena llega o la tristeza lo invade.

Capítulo 5

Cuando el paciente está grave: cómo ayudarlo a seguir adelante con dignidad

Entre un diagnóstico y la muerte pueden pasar años, meses o días. Claro que muchas personas superan sus enfermedades, pero aquí me refiero al paciente que no logra ganar la batalla, que no se cura con cirugía, tratamientos, medicamentos o milagros. Éste, conforme el tiempo avanza, empieza a deteriorarse. Uno reconoce las señales exteriores que afligen al paciente y a sus allegados porque están asociadas con el malestar; esto no indica que el paciente pierde totalmente su voluntad o que deja de sentir, querer, desear, soñar.

No todos los pacientes viven las mismas circunstancias, pero muchos pierden funciones básicas o sufren cambios físicos que los hacen sentirse incómodos mientras están conscientes. Estos cambios no sólo causan molestias al cuerpo, sino hieren su orgullo y su vergüenza, les roban su modestia, los hacen sentir inválidos. Tome nota: no vaya a ser que su comportamiento se sume a las penas del paciente.

1. **Pérdida de la fuerza física:** una persona enferma puede quedarse sin energías, sin ánimo para realizar algo. Se ve bien, pero no se cuida, no se mueve, no conversa, no come. El que la mira dice que ha perdido el interés de vivir o que se ha dado por vencida, cuando en

realidad no tiene fuerza para hacer estas cosas. No le exija más de lo que puede hacer.
2. **Pérdida de movilidad:** un paciente puede no moverse porque ha perdido la capacidad motriz. Tal vez no tiene fuerza o su cuerpo ha dejado de funcionar. Tal vez su sistema nervioso ha sido atacado por la enfermedad y sus piernas y brazos no responden a las órdenes del cerebro. O puede ser que el dolor no le permita cambiar de posición. Aunque este paciente quiera darse vuelta y mirar a quien lo visita, o cambiar de posición para que la luz del Sol no le moleste los ojos, sencillamente no puede.
3. **Dificultad al respirar:** en ocasiones a la persona enferma se le dificulta respirar. Puede ser porque la inspiración le causa dolor en los costados o porque los pulmones están llenos de fluido, o porque hay algún obstáculo (como un tumor) en la vía respiratoria que no permite que el aire pase. Cuando el paciente trata de respirar, mueve la cabeza de lado a lado, apoyándose en sus codos, sentándose, y hasta quitándose la mascarilla de oxígeno porque siente que es un estorbo. Un paciente me dijo que cuando a él lo agitaba la desesperación por respirar se quitaba la mascarilla porque se le hacía evidente que no funcionaba y porque sentía que no podía confiar en nada, ni en nadie. (Hay que entender que cuando el cerebro no recibe suficiente oxígeno, la persona no razona bien; entonces de nada vale pedirle que no se quite la mascarilla. Es mejor sentarse a su lado, pasarle la mano por el pecho y ponerle la mascarilla diez veces, si es que diez veces se la quita. Y tome en cuenta que, puede ser que se qui-

te el oxígeno porque ya quiere morir, ya que seguir viviendo le causa mucha desesperación.)
4. **Vómitos y diarrea**: éstos no permiten que el paciente coma o beba con tranquilidad. El sólo hecho de pensar que va a vomitar, o que la diarrea va a comenzar por más que quiera aguantarse, hace que la persona rechace los medicamentos o la sopa que le preparó con tanto amor. Aunque le demos los medicamentos por un tubo colocado en la nariz, muchas veces no le hacen efecto porque los vomita. A veces vomita aunque no coma. Además, la diarrea con frecuencia produce irritaciones y escoriaciones severas alrededor del ano y los genitales, que causan en el paciente fuertes ardores y dolores.
5. **Hinchazón**: a veces el enfermo se hincha tanto que se desfigura y cuesta trabajo reconocerlo. He tenido pacientes que me han dicho que no quieren volver a verse en un espejo porque se sienten feos y deformes. Su piel se ha vuelto frágil y se lastima con cualquier movimiento. A la enfermera se le complica encontrar las venas para inyectarle medicamentos intravenosos y tiene que picarlo con la aguja hipodérmica más veces, que a su vez causa más dolor.
6. **Descomposición de la piel**: con algunos males la piel cambia de color, se pone dura, se llena de ampollas. A veces se ve sudada o supura. Huele mal y da la impresión de estar podrida. Pica constantemente. Casi siempre esta condición causa estragos emocionales en el paciente, independientemente de su edad o sexo.

7. **Hemorragia**: hay pacientes a quienes es imposible detener la pérdida de sangre. La hemorragia no siempre es evidente porque puede ser interna, pero cuando es visible causa temor a los pacientes y a sus visitantes. La hemorragia se puede presentar en los vómitos, las diarreas o al orinar. Puede haber sido provocada por una herida quirúrgica que no cierra. Esa sangre huele mal y el paciente se siente sucio y se avergüenza.
8. **Pérdida del habla**: hay pacientes que no pueden hablar. Pasan días con la mirada fija en la nada y aunque uno los sacuda por los hombros no responden, porque no pueden.
9. **Pérdida del apetito**: existen pacientes que dejan de comer y de beber. Se debilitan, adelgazan, se ven frágiles; a la par, pierden la facultad para alimentarse.

No quiero afirmar que el paciente con estos síntomas está por morir. Digo que la persona en estado avanzado de enfermedad, a la que el médico dice "...se está muriendo", exhibe algunos de estos síntomas y señales.

Ser independiente

Cuando el enfermo está consciente y alerta, se da cuenta de su situación. Pero saber que está mal no quiere decir que se sienta menos persona. Entregar el timón de su vida no es fácil, se hace difícil aun para quien ha sido dependiente dentro de una relación. ¿Ha visto alguna vez un abuelo con vista débil caminando con bastón, afectado por la artritis y medio olvidadizo, renegando porque no quiere dejar de manejar su automóvil? Dice que no quiere depender de nadie. Igual les sucede a muchas personas que se enferman.

Imagínese cómo ha de ser quedarse sin las fuerzas necesarias para moverse, para cambiar de posición. No poder levantarse e irse a otro lugar para no estar en presencia de una persona que le desagrade. Imagínese cómo se siente el que no puede ir a orinar al sanitario porque se cansa y se queda sin aire. Una vez, un paciente restringido con amarres en las dos muñecas para que no se quitara la mascarilla de oxígeno, porque cada vez que lo hacía se desorientaba, me preguntó mientras yo le cambiaba el vendaje de una llaga en un tobillo:

—Chuchi, ¿tienes las manos sucias?
—Sí, le contesté.
—¿Nunca te ha picado la nariz cuando tienes las manos así?
—Sí, volví a contestar.
—¿Verdad que es malo?
—¡Uuy! Sí.
—Pues, dale gracias a Dios que tu mal se quita con jabón.

Ese día, aprendí una gran lección.

Imagínese ahora un enfermo que no puede expresarse. Hay pacientes que aunque mantengan la mente clara, no pueden verbalizar sus pensamientos. Nadie debe hablar frente al paciente como si éste fuese un mueble. Recuerde, que no hable, no quiere decir que no escucha. En el hospital, no se acostumbra hablar sobre el paciente en su presencia, a menos que uno quiera que él escuche. Esta costumbre se debe a que nadie sabe hasta qué punto el paciente mantiene su sentido del oído intacto. Resérvese comentarios que puedan añadir angustia al paciente.

Ahora piense en el gusto que da comer. Saborear un flan. Oler y probar unos frijolitos guisados. Masticar una chuleta doradita. Piense en el olor único de un pedazo de carne asada. Imagínese una ensalada de lechuga fresca con jitomates. Póngase a pensar en lo rico que es un vaso de leche fría o un jugo de naranja natural. Son gustos tan sencillos y tan al alcance de casi todo el mundo. Ahora bien, la persona que no puede comer o que vomita constantemente, no tiene el gusto de comer algo sabroso. Recuerde que no poder comer por vómitos, dolor o diarrea, no implica que el paciente no sienta deseos de hacerlo.

A mí me parece difícil negarle un bocado a un paciente si sé que ya está por morirse. He escuchado a pacientes pedir a su familia su comida favorita: arroz con gandules, tortillas de maíz, cortes de res, sopas de pollo con papas, mango verde con sal y chile; en fin, cualquier antojo. Luego, al llegar la comida, quedan satisfechos con sólo probarla. Se ven conformes, como si hubiesen devorado una gran cena. Otros miran y ahí mismo la rechazan. Un paciente me dijo que cuando vio la comida se dio cuenta que su antojo no era de ensalada de papas, era "...de llegar del trabajo y sentarme a comer con mi mamá". Le aconsejo que si su ser querido está esperando morir y hay órdenes de que no coma, trate de razonar con el médico. Tal vez éste puede modificar la dieta o hacer una excepción si es que, de cualquier manera comiendo o no, el paciente no va a mejorar.

Trate de imaginar cómo es estar constantemente con diarrea. Generalmente, la persona enferma no puede detener la diarrea por más que quiera. No importa que tenga visitas en ese momento, no importa que esté el médico, ni su novio, ni el mismo cura del pueblo rezando al pie de la cama. Además la diarrea causa dolor y dejarla salir es un alivio. Un día encontré a una muchacha joven llorando y le dije, mientras la limpiaba, que iba a llamar al médico para pedirle algo contra el dolor. Ella me explicó que no lloraba de dolor, lloraba porque olía mal y no tenía fuerzas para limpiarse ella misma. Me dijo que le daba vergüenza pedir ayuda para algo tan personal. Los pacientes que vomitan o sangran constantemente se quejan muy a menudo de lo mal que se sienten por pedirle a un novio, a una amiga, a una joven esposa, a un primo –a quien sea– ayuda con su higiene personal. Claro está que la enfermera o su ayudante deben estar a disposición del paciente. Pero la realidad del caso es que muchas veces hay una espera y, por más corta que sea, para el paciente consciente de que huele mal es una eternidad. Cuando el enfermo está solo se le hace más fácil esperar que uno lo limpie, pero cuando hay otras personas en su cuarto se avergüenza y exige que se le atienda. Usted tiene todo el derecho de salir a la estación de enfermería y pedirle a la supervisora que mande a alguien a limpiar al paciente lo antes posible.

El familiar o amigo presente tal vez quiere ayudar, pero el paciente no le pide ayuda porque siente vergüenza. Si usted se acerca, le quita las cobijas a la persona enferma y se pone a limpiarla sin pedirle permiso, empeorará su estado de ánimo. Está bien que se ofrezca para que el paciente sepa que está dispuesto, que no siente asco y que es capaz de limpiarlo. Pero si el enfermo no quiere que lo limpie, no insista. No le robe el poco control que le queda sobre su vida.

Cuando al paciente le quedan fuerzas, trata de limpiarse solo. Si la situación lo permite, deje que lo haga. Yo sé que a veces el visitante se desespera porque el enfermo quiere ayudarse, pero lo hace lentamente. La tentación es quitarle la toalla, enjuagarla, exprimirla y pasársela. Como cuando uno le termina las palabras a un tartamudo. Algunos psicólogos recomiendan que se pida permiso al paciente cuando se le va hacer un tratamiento para que sienta que aún tiene control sobre su vida y, a la vez, tenga la oportunidad de expresar qué puede hacer por sí mismo y qué tratamientos está dispuesto a recibir. Si lo quiere ayudar, pídale permiso:

1. ¿Quieres que te cambie las sábanas?
2. ¿Te puedo afeitar?
3. ¿Quieres que te cambie el pañal?

Considere que tal vez quiere sábanas limpias, afeitarse o cambiarse de pañal, pero le dice que no porque sabe que la enfermera puede hacerlo más tarde y él va a tener más tiempo para compartir con usted. Así se libra de pasar una vergüenza o, tal vez, responder "no gracias" le da una sensación de control sobre su vida.

Puede haber tantas razones como pacientes para no aceptar la ayuda que usted ofrece de corazón, ya que cada paciente es un mundo aparte.

Repito que el paciente grave sigue siendo una persona. Respete sus deseos y haga todo lo que pueda para ayudarlo a vivir sus últimos días con dignidad:

- Permítale hacer por sí mismo lo que está dentro de sus posibilidades para que no se sienta inválido.
- Ofrézcase, pero no imponga su voluntad. Si nota que se quiere mover o cambiar de posición, dígale que puede ayudarlo, pero no lo mueva o toque sin pedirle permiso.
- Si lo ve respirando mal, llame a la enfermera. Si nota que ya no quiere oxígeno, pídale al médico que anali-

ce la situación para estar seguro de los motivos que le llevan a quitarse la mascarilla.

- Si lo ve incómodo, ofrézcale salirse un rato de la habitación para que así tenga un poco de intimidad.
- El paciente no es un tonto. Sabe que usted se da cuenta de que él tiene diarrea o mal olor, de que tal vez se vea mal. No finja ignorar la situación, valore la preocupación del paciente:

1. ¿Tienes diarreas, quieres que te consiga una crema?
2. Creo que hay que cambiarte el pañal, ¿te ayudo o llamo a la enfermera?
3. La piel te está supurando, ¿te cambio la sábana?
4. Te ves diferente porque estás hinchado.
5. Me da pena que no puedas hablar, sé que te gustaría hacerlo.
6. No te preocupes si no puedes comer toda la comida que traje, yo sé que es difícil comer con náuseas.

Las situaciones o condiciones no cambian porque uno las ignora. El paciente se siente más cómodo si el visitante reconoce abiertamente que tal situación no es normal. Así que de nada vale pretender que el cuarto del paciente huele a rosas cuando en realidad el aire está impregnado de la peste causada por la diarrea. Aconsejo al visitante que cuando se encuentre en situaciones como estas:

- Reconozca la situación con delicadeza.
- Ofrezca su ayuda sin agresividad y sin pisotear la dignidad del paciente.
- Disfrute de la visita dentro de los límites marcados por el paciente.

Capítulo 6

Para ayudar al paciente a morir más cómodo

> Tú pareces creer que el evento de la muerte no se merece todos los antecedentes trágicos que yo le he asignado, y que las personas se mueren con más simplicidad.
>
> Ghassan Kanafani,
> *Muerte de la cama 12*

En otro cuento de Kanafani, uno de los personajes se imagina que sería bueno, al morirse, estar lindo y bien arregladito. Yo creía que lo ideal era morir en el sueño... pienso que ha de ser maravilloso morir con un coro de angelitos cantando himnos de bienvenida al cielo y sabiendo que la familia queda emocional y económicamente estable. Estaría bien que me encontraran por la mañana perfumada, con las cejas depiladas, con colorete y lápiz labial. Pero sé que la muerte, con frecuencia, es un evento desorganizado, que llega cuando le da la gana.

La muerte puede ser dolorosa porque el enfermo no se quiere morir o, tal vez, porque sus amigos no quieren que se muera. Nos causa dolor despedirnos de aquel que tanto queremos y saber que no lo volveremos a ver. Al que se está muriendo le duele dejarnos solos, sin su ayuda. A veces el paciente cree que ha fallado con su responsabilidad de criar a un hijo, o ayudar a sus padres o a su pareja cuando llegue su turno de morir. Le duele no haber aclarado las cuentas con las personas que él quiere. Le duele no poder despedirse de alguien especial en su vida. La muerte sabe ser muy dolorosa.

La muerte es fea porque a veces el ser que queremos tanto se pone flaco como un esqueleto o hinchado como un sapo, y porque la máscara de oxígeno reseca los labios y parece que el paciente está mudando de piel. Además, cuando esto sucede temprano en el capítulo final de la muerte, el paciente se ve y se desanima. Un paciente me dijo que le daban ganas de morirse en ese momento, con tal de que nadie más lo viera así de feo.

La muerte provoca miedo porque, en ocasiones, la persona que nos quiere y que queremos, esa persona que nos conoce tan bien, nos deja de reconocer. El enfermo a veces ve personas donde no las hay y oye ruidos que no se han producido. En otras, el enfermo habla disparates que nos causan ansiedad porque, por más que queremos, no lo podemos entender.

Y si la muerte llega a su ser querido en un hospital, la burocracia, el papeleo y las legalidades lo llevan a sentirse peor.

Con su ayuda, morir puede llegar a ser menos doloroso para el paciente. Considere que hasta el enfermo que ha aceptado que tiene que morir, está sujeto a la rutina médica, al dolor, a los reglamentos del hospital, a las visitas necias y al ruido.

1. **Medicamentos**: cuando el enfermo está en espera de la muerte, si es que un milagro no la detiene, ¿por qué seguir con medicamentos que causan más estragos

que alivio? Si se ha establecido que el paciente no se puede salvar, ¿para qué inyectarlo una vez más para ponerle un antibiótico? ¿Por qué echarle medicamentos por un tubo en la nariz si estos, por ejemplo, le causan diarrea que a su vez causa ardor a la piel, irritación, quemazón y dolor en el área de los genitales y las nalgas? Si el paciente no dejó un testamento en vida, la persona que asignó como su sustituta para el cuidado de la salud o el "proxy" designado por el hospital [vea el apéndice], puede pedirle al medico que suspenda los medicamentos. Sin embargo, hay que tomar en cuenta que si el paciente ha indicado en alguna ocasión que quiere que se haga todo hasta el último momento, entonces los tratamientos deben continuar mientras el médico los considere apropiados.

2. **Dolor**: si el paciente agonizante recibe medicamentos contra el dolor, usted puede exigir que no lo despierten a cada rato para ver si está por morir. Pídale al médico que deje una orden escrita para que no lo molesten con tanta frecuencia (como para tomarle la temperatura o la presión). Y esté pendiente de que reciba su medicamento contra el dolor con la frecuencia necesaria. Si nota que expresa dolor con quejas, palabras, muecas o gestos, llame a la enfermera. No hay necesidad de esperar a que el dolor sea desesperante para pedir el medicamento. Éste debe ser dado a tiempo. Si no, vuelva a llamar a la enfermera o vaya a la estación de enfermería y hable con la persona encargada del piso. Fíjese en su nombre y asegúrese de que sea efectivamente la encargada. En los hospitales

hay mucha gente vestida de blanco o de uniformes parecidos a los que usan los hombres y mujeres del departamento de enfermería (los que sacan sangre, los dietistas, los asistentes). Aunque se entiende que en un hospital todos somos responsables de los pacientes, a veces, si pide ayuda a alguien que no está directamente conectado con enfermería, el mensaje tarda en llegar a la enfermera o hasta puede perderse.

Si tras haber recibido el medicamento contra el dolor, nota que el paciente se queja o da muestras de seguir adolorido, puede pedir a la enfermera que llame al médico de turno para que evalúe la situación. Si el médico decide no aumentar la dosis ni cambiar el medicamento contra el dolor de su ser querido que está muriendo, averigüe la razón. Si no está satisfecho con la respuesta, pida hablar con el médico de cabecera o con el administrador de enfermería de turno. Pero no se quede con las manos cruzadas. No hay necesidad de que una persona que muere sufra. Tampoco hay que preocuparse de que la persona que está muriendo se vuelva adicta. ¡La preocupación debe ser que no sufra!

En el hospital donde trabajo, regularmente nos dan cursos para mantenernos al tanto de los últimos estudios. Este año se le dio preferencia a los estudios sobre el dolor. Una de las verdades más importantes que por fin se ha reconocido es que el único que sabe cuánto dolor tiene es el que lo está sintiendo. ¡También se entiende que si el paciente dice que tiene dolor, pues tiene dolor, y hay que buscar una forma de ayudarlo!

3. **Higiene**: si al paciente no le hace falta un baño, no permita que se lo den por el hecho de que es parte de la rutina del hospital. En mi vida, varias veces me he acostado sin bañar, sin sufrir daño alguno. ¿Y usted? Igual, si cree que no hace falta cambiarle las sábanas, dígale a la enfermera que no las cambie. Para la persona que se está muriendo, el cambio de sábanas puede llegar a ser muy molesto.

4. **Visitas inoportunas**: si el paciente le ha dicho que hay alguna persona que él no quiere que lo visite, pídale a la enfermera que ponga un rótulo en la puerta que diga "no entre sin tocar". Si no es un cuarto privado, corra la cortina y ponga un rótulo prendido con un alfiler. Cuando conteste, puede decir que el paciente no quiere ver a nadie. Cuídese de no envolverse en argumentos explicativos que puedan causar molestias al paciente.

5. **Ruido**: si nota que el ruido molesta al paciente, póngale un rótulo a la televisión que diga "no encender"; si hay otros pacientes en el cuarto, pídales que por favor le bajen al volumen. La enfermera algunas veces prende el televisor con tal de estimular al paciente o para que no se sienta solo. También la prende por el paciente de la otra cama, porque sirve para ahogar los sonidos de la muerte. Así el paciente al otro lado no se asusta, no se deprime y no recuerda su propia debilidad.

6. **Habitación del paciente**: en un hospital, la unidad se maneja y se dirige desde la estación de enfermería, la cual puede ser muy ruidosa. Si el ruido es tanto que

molesta al paciente, o si usted se encuentra obligado a escuchar conversaciones que le molestan, pida al jefe de piso que cambie a su paciente a otro cuarto. Nada pierde con pedir el cambio, además, no es un pedido ridículo; si las circunstancias en el piso lo permiten, es probable que se lo concedan.

7. **Necesidades espirituales**: algunos pacientes sienten la necesidad de confesarse ante un representante de su fe; otros quieren recibir a Cristo como su salvador y hasta que no lo hacen no se sienten en paz. Si el paciente le ha indicado que quiere ver a algún representante de su grupo espiritual, llame a esa persona para que venga a ver al paciente. Donde trabajo, he visto personas que vienen a orar, rezar, cantar, a leer escrituras sagradas, a bautizar, a hacer despojos y a rociar al paciente con agua de yerbas especiales. Empleamos ministros, curas y rabinos, pero he notado que las visitas de éstos son breves. Sin embargo, cuando el paciente pide ver a alguien, el servicio en la mayoría de los hospitales es adecuado; me he dado cuenta de que, por lo general, las personas que brindan auxilio espiritual de parte del servicio de capellanía hacen su trabajo con mucho cariño, empeño y sin prejuicios.

Como se lo he descrito, la muerte puede presentar infinidad de detalles fastidiosos. Aunque no todos los que mueren se encuentran en situaciones iguales, y no todas las personas que cuidan a un enfermo tienen que resolver los mismos problemas, los casos mencionados han surgido con frecuencia entre los pacientes con quienes he trabajado y por eso enfoco la atención en esos puntos.

Hay personas que mueren tranquilamente, en circunstancias que se aceptan como naturales. Si ese es el caso de su ser querido dé gracias a Dios. Si no lo es, haga lo posible para preparase con el fin de ayudar a quien confía en usted para que muera lo más cómodamente posible.

CAPÍTULO 7

Morir con tranquilidad

Confirmo que no todos los pacientes mueren igual, de la misma forma que no todas las personas viven igual. En los últimos años, he notado que cada paciente muere a su manera. Uno puede decir que tal paciente tiene miedo de morir, o que está triste, pero nadie sabe cómo ese miedo o esa tristeza se va a expresar a la hora de morir. El que tiene miedo a veces nos sorprende con su valentía y otras llora porque su familia no llega; en ocasiones se encomienda a Dios y no hay nada que le moleste. Se ve lleno de calma y paz, y a veces parece que está quedándose dormido. El entristecido puede que rechace todo esfuerzo por consolarlo o que pida que no se le deje solo. Unos no se cansan de hablar. Otros no hablan. El que está listo o dispuesto a morir, sonríe y le da ánimo a la persona que está a su lado. A veces, en el último momento, el corazón se cansa y al cerebro le falta oxígeno. Mientras eso sucede, el paciente va quedando sin fuerzas y puede ser que le baje mucho la voz, o que empiece a decir incoherencias; pierde el control de su cuerpo... Por ello, no intento adivinar; a la hora de la hora, hago lo posible por ofrecer a cada paciente lo que él parece necesitar.

Un paciente que necesitaba compañía y consuelo

A principios de 1997, un paciente, al que llamaré Simón*, regresó a nuestra unidad después de unas semanas de haber sido dado de alta. Tenía neumonía causada por un virus llamado CMV (o citomegalovirus). La condición se consideraba difícil de superar. Cuando nos vimos, me reconoció y me preguntó inmediatamente si yo creía que mejoraría. Hablé con su médico, quien me informó que confiaba en que el tratamiento prescrito brindara una posibilidad de mejora y que se estaba haciendo lo posible para ayudarlo. Le comuniqué la información al paciente y quedamos que ¡pa'lante!

A los pocos días, tuve el fin de semana libre. Cuando regresé, encontré que el joven se había deteriorado mucho. Me dijo: "Chuchi, parece que no resultó". Era obvio, pero el médico mantenía sus esfuerzos porque Simón le había pedido que hiciera todo lo posible por salvarlo y porque el tratamiento había rendido buenos resultados con otros pacientes.

Al día siguiente lo encontré con calmantes y con una mascarilla que le proporcionaba un porcentaje de oxígeno altísimo.

La joven enfermera del primer turno me reportó que había estado muy agitado y que respiraba aceleradamente. Se veía mal. Cuando me reconoció, me pidió la mano y me con-

---

* Escogí el nombre Simón porque siempre recuerdo una canción de Willie Colón que habla de un joven que murió "de una extraña enfermedad" y que no tenía quien lo visitara. Tomo esta oportunidad para dar las gracias a ese gran artista por dar un mensaje tan triste en una forma tan hermosa.

tó que tenía mucho miedo, pero que no sabía por qué. Le prometí que iba a pasar todo el tiempo posible a su lado. Hablé con mis compañeras de trabajo y quedaron en ayudarme con mis otros pacientes para que yo estuviera con el joven. La secretaria de la unidad y su ayudante para esa noche, también ofrecieron su ayuda. A cada momento entrábamos, lo tocábamos y le decíamos algo. Al final parecía que Simón no estaba consciente de que le hablábamos y le cogíamos la mano, pero igual nos seguimos turnando para no dejarlo solo.

Ya tarde, me llamó una mujer que yo conocía sólo de nombre, porque la enfermera del primer turno me había dicho que era la mejor amiga de Simón, y que no había podido venir porque su padre también estaba enfermo. Resultó que ella era la única persona que conocía la condición de Simón, ya que él vivía solo y trabajaba para mantener a la familia que había quedado en Centroamérica. La mujer me preguntó cuánto tiempo de vida le quedaba a su amigo. Le contesté que no podía decírselo con exactitud, pero que si quería verlo con vida, tendría que llegar lo antes posible. Después de un largo silencio, me pidió que le acercara el teléfono a Simón para decirle adiós. Pasamos la llamada al cuarto. Hablé al paciente en voz alta, le toqué la cara. Me miró y alzó las cejas. Supe que estaba consciente. Le dije que su amiga estaba en el teléfono para despedirse de él.

Le pegué el teléfono al oído. Entonces presencié un milagro: Simón comenzó a relajarse, la frecuencia de las respiraciones redujo y se hicieron más profundas, sonrió e intentó recostarse en el teléfono. Lo vi feliz.

En eso, un enfermero me vino a decir que un médico quería información sobre otro paciente. Le dije a la amiga que yo iba a calzar el teléfono con una almohada para que pudiera seguir hablándole, pero ella me dijo que salía para nuestro hospital en ese momento, que sentía que su amigo ya iba a morir. Salí del cuarto, y como quedaba frente a la estación de enfermería, la secretaria me vio, se levantó y entró al cuarto para acompañar a Simón en lo que yo me desocupaba. Al minuto, o tal vez menos, salió a la puerta y me dijo "Chuchi, ya".

La asistente hizo una oración al pie de la cama. Lo arreglamos en lo que el médico llegó a declararlo muerto. Su amiga apareció a los quince minutos. Le conté lo que había observado mientras ella le habló por teléfono. Entró en la habitación sabiendo que Simón había muerto. Se quedó un rato con él, diciéndole cosas y llorando.

Al salir ella del cuarto y despedirse de nosotros, Simón se convirtió en *aquel muchacho que acompañamos porque no quería morir solo en el 52*. Nos quedó un recuerdo grato porque tuvimos la oportunidad de complacerlo. Para él, morir solo hubiese sido un dolor más.

Como él, he visto a muchos pacientes. Mi consejo es que en la medida de lo posible, sea sensible a las necesidades del paciente que está por morir. Pregúntele si tiene miedo de morir, si quiere la luz prendida, si desea que le tome la mano, si quiere confesarse con un cura o hablar con un representante de su fe; cosas así.

Tenga presente que tal vez el paciente no puede contestarle con un sí o un no fuertes y claros. Puede que le responda con una mirada, o con una de esas sonrisas débiles que escasamente alzan un cachete. Muchas veces no es fácil adivinar qué es lo que el enfermo quiere o necesita, lo importante es hacer el esfuerzo por ayudarlo, con amor, en todo lo que pueda.

Yo no sé si Simón escuchó a su amiga o si el timbre familiar de su voz lo calmó y le permitió relajarse. Pero me quedó la impresión de que aquel acercamiento por teléfono era exactamente lo que necesitaba para permitirse ir a un lugar de más paz y menos sufrimiento.

Además, tras haber presenciado tantas situaciones en las que un paciente muere solo, tengo la impresión de que es importantísimo acompañarlo en el instante final de su vida. Tóquelo sin guantes. Permítale que sienta su mano acariciándolo. Acérquesele para que el olor de usted lo invada al respirar y su fragancia le acaricie el alma. He tenido pacientes ciegos que me reconocen por el olor; pacientes que han dicho: "Recuerdo que fue usted, por el perfume".

Si va a llorar, llore con su enfermo. En muchas ocasiones he encontrado familiares llorando solos en el pasillo porque "...no quiero que me vea llorar". Y mientras ellos lloran en el pasillo, el paciente llora solito en su cama. Creo que es natural llorar porque un ser querido va a morir o porque uno va a morir y dejar a su familia. Y también creo que las personas que se quieren y lloran abrazadas, terminan más conformes y tranquilas.

Si usted quiere a su pareja y sabe que la va a extrañar, pues, ¡dígaselo! Lo más seguro es que si ésta se fuera de viaje por un mes, usted le diría a la hora de la despedida que la quiere y que la va a echar de menos. Ahora imagínese si la persona se va para siempre. Despídase con todo su amor.

Si tiene recursos económicos para vivir sin la ayuda del paciente, hágaselo saber. Hable claro: "recuerda que tengo ahorros en el banco", "mi familia me va a ayudar". Si cree que la preocupación del paciente es por su estado emocional, aclárele que tiene con quién compartir sus problemas. He notado que cuando los seres queridos del paciente hablan con claridad, éste se ve más tranquilo. Es como si estuvieran diciendo "no te preocupes, puedes irte porque yo estaré bien".

El paciente preocupado por su familia

En 1992, la ciudad de Miami fue azotada por el huracán Andrew. Por dicha catástrofe, nuestra unidad se preparó bien. El jefe de enfermería asignó una enfermera por cada dos pacientes. Así, una enfermera sólo tenía que cuidar a cuatro personas mientras su compañera dormía un rato. Mi grupo llegó a las seis de la tarde, preparado para quedarse hasta que el huracán pasara y las enfermeras que estaban en sus casas vinieran a reemplazarnos.

Uno de los pacientes que mi compañera y yo estábamos cuidando esa noche tenía varios días agonizando. Su mamá y su papá habían venido de otro estado a despedirse de él. La noche del huracán se fueron a su hotel para asegurar unas cosas, pero por algún motivo no pudieron regresar. Las enfermeras estuvimos pendientes toda la noche. Además, hacíamos rondas para asegurar a los pacientes que todo estaba bien.

Quiero aclarar que nuestra unidad está habilitada para el aislamiento respiratorio de personas que presentan ciertos síntomas. Cada paciente tiene su cuarto y su puerta se mantiene cerrada. Todos los que tenemos contacto con los pacientes usamos una mascarilla protectora que cubre desde la nariz hasta debajo de la barbilla; la dejamos de usar con determinado paciente cuando se determina que no tiene una enfermedad que se contagie por vía respiratoria –esto es al hablar, toser, estornudar o cantar, como la tuberculosis; uno la "fumiga en el ambiente". Cuando un enfermo llega a la unidad, le explicamos el motivo de la mascarilla y hacemos lo posible para que no se sienta marginado, inferior o extraño.

Las puertas de todos los cuartos son pesadas y cierran a la perfección; están bien ajustadas. Pero esa noche se movían y hacían ruido. Los pacientes estaban asustados y llamaban con frecuencia; aunque no llamaran, cada determinado tiempo abríamos las puertas y nos asomábamos a sus cuartos para cerciorarnos de que estaban bien.

En algún momento, se escuchó un ruido alarmante, como si unos címbalos enormes hubiesen sonado. La puerta del cuarto 60 se movía como si en lugar de ser robusta fuera tembelque. Corrimos al cuarto y encontramos que el viento había arrancado la ventana y se había llevado todo lo que había en la mesita de noche del paciente. Quedó solo un florero tirado de lado, con el agua escurriendo en el piso.

La cama del joven estaba casi pegada a la pared opuesta a la ventana. Él parecía estar totalmente concentrado en respirar. No nos miró, no registró nuestra presencia. Siguió respirando con toda la fuerza que le quedaba.

Alguien salió al pasillo y regresó con un tanque de oxígeno portátil. Todos los que estaban en el piso ayudaron a sacar al paciente al pasillo. Lo acomodamos, le hablamos, lo tomamos de la mano, hicimos lo posible para que se sintiera seguro. Él tan solo seguía respirando. Me quedé con él.

De pronto, sin esperarlo, me dijo con una voz bastante firme "Asegúrate de que mis padres estén bien".

Creo que el recuento de ese acontecimiento ilustra porqué estoy convencida de que es importante que los seres queridos del paciente hagan lo posible por aliviarlo de las preocupaciones que él alberga por su bienestar. Si ese ser querido es usted, notará que después de hacerlo, el paciente se va a calmar y, con suerte, permitirá que el dolor y la desesperación que le causan las preocupaciones se acaben y el alivio de la muerte surja.

Hablar claro

Los seres queridos de un enfermo deben hablarle con claridad. Tienen que ser concretos y expresarse con palabras desnudas, sin disfraces.

De acuerdo con algunos psicólogos, hay veces en que el ser querido del paciente tiene que darle permiso para que se muera; yo estoy de acuerdo. Cuando, por mi experiencia, siento que un paciente necesita permiso para morir, me siento con sus seres queridos y les hablo de ese concepto. Les doy a entender que el paciente lucha por no morir con tal de no causar dolor a su gente. También les explico que aunque morirse es natural, el paciente necesita ánimos para dejar de batallar contra la muerte; de la misma forma que una mujer necesita ánimos para pujar y parir a un hijo, lo que también es natural.

A un familiar, a una pareja o a un amigo se les hace difícil decirle a su ser querido que puede morirse. Por experiencia sé que a mis compañeros caribeños y latinos se les dificulta aún más. Sin embargo, he notado que la persona que agoniza se beneficia cuando un ser querido le dice algo como: "María, yo estoy bien. No te preocupes por mí. Estás sufriendo mucho. Ya te puedes morir. Encomiéndate a Dios y parte". O: "No sigas luchando. Yo sé que no quieres dejarme solo, pero ya es hora. Tu dolor es demasiado fuerte". Lo mismo puede decirse de mil maneras distintas; me limito a estos dos ejemplos porque mi intención es que vea a lo que me refiero con hablar claro.

Cada paciente es un mundo, no hay una fórmula sobre cómo decir a alguien que uno quiere, y que lo quiere a uno, que ya puede morir. Me atrevo a sugerir que hay que estar muy cerca del paciente, acariciarlo mientras se le habla y hacer todo lo posible para que entienda que uno le está hablando tan claro porque lo ama y no quiere que siga sufriendo.

Y si su intención es estar con el paciente en sus últimos días u horas, hágaselo saber en cuanto lo decida: "no te preocupes que no te voy a dejar morir solo", "voy a estar contigo hasta lo último".

También me he fijado en que a las personas que yo cuido se les hace más fácil morir cuando saben que su gente entiende por lo que están pasando (el dolor que sienten, el esfuerzo que requieren al respirar, la angustia que causa vivir). Algunos me lo han dicho; estar muriendo no siempre implica que la persona pierda la razón.

Yo sé que es difícil tomar la decisión de decirle a una persona amada, que ya puede morir. Es una forma poco tradicional de hacer las cosas. A los familiares que no están presentes en el proceso de una enfermedad crónica, se les hace aún más complicado. Una señora mayor me dijo que no quería que su hijo se muriera porque sentía que no lo había ayudado lo suficiente. Sé también que muchas personas se sienten incómodas diciéndolo frente a otros; no obstante, darle permiso al paciente de que se muera, es la mejor forma de mostrarle empatía ante el sufrimiento de su agonía; es como dar su bendición.

El joven que necesitaba permiso para morir

El amante de uno de mis pacientes llevaba dos semanas viniendo al hospital todos los días. Lo bañaba, lo afeitaba, le cambiaba las sábanas y lo alimentaba. Pasaban largos ratos conversando tomados de la mano. Me dijeron que llevaban muchos años viviendo juntos en un apartamento que habían comprado.

El cariño y los medicamentos no fueron suficientes para detener el sida. Se determinó que el paciente no se iba a salvar de la pulmonía que tenía; él entendió y aceptó que se había hecho todo lo posible. Me dijo que de su parte él aceptaba su muerte, pero que no podía morir hasta que su pareja también aceptara el hecho.

Un buen día, llegué a cuidar a mi paciente y me encontré con un gran gentío en su cuarto. Eran familiares (más tarde me enteré de que varios de ellos llevaban años sin verlo ni comunicarse con él). La familia estaba alrededor de la cama. El compañero fiel estaba sentado a un lado, triste, nostálgico. Sólo sus ojos acariciaban a aquel hombre que tanto parecía querer. En los días siguientes, lo encontré varias veces solo en el pasillo, porque los familiares querían estar a solas con su enfermo. La situación no era extraña; en la unidad se había vivido varias veces, era dolorosa. Muchas veces, mi amiga y compañera de trabajo Salomé y yo nos consolábamos una a la otra porque sentíamos pena por aquellos hombres.

Una tarde, la familia salió a tomar un poco de aire. Me dijeron que regresarían luego. El compañero de mi paciente aprovechó la oportunidad para acercársele, tomarlo de la mano y decirle que cerrara los ojos y se fuera a descansar. El paciente entendió que su compañero había aceptado que se tenían que separar. Cerró los ojos y murió.

Al rato los familiares consanguíneos regresaron al piso y, tras una larga despedida, se fueron a hacer arreglos para trasladar el cadáver a su país. La madre y la hermana del compañero lo vinieron a buscar y se lo llevaron a casa para que no estuviese solo en un momento tan triste.

Esa escena se ha repetido muchas veces en mi lugar de trabajo. Siempre que sucede concluyo que la hora de la muerte no es la hora de cambiar a nadie. Basta con los rigores que la situación crea.

Si continúo escribiendo hasta llenar mil páginas con mil muertes más, todas serán distintas porque cada persona tiene necesidades, anhelos, preocupaciones, sentimientos y situaciones distintas. Me basta con aconsejarle que si su ser querido está muriendo, haga lo posible para brindarle lo que necesita para morir mejor.

Nota final

Sí, he visto mucho sufrir, he escuchado muchas quejas y llanto y he sentido grandes penas. Pero hoy siento alegría al tomar nota de los nuevos medicamentos que se han descubierto para el uso en pacientes con cáncer, sida, hepatitis y muchos otros males. He visto enfermos con sida recuperarse de pulmonía, tuberculosis, toxoplasmosis, cáncer y otras enfermedades oportunistas. Hasta hace poco tiempo, los pacientes que contraían estas enfermedades podían contar con una muerte cercana; pero hoy en día hay grandes posibilidades de contrarrestar estas infecciones. Es de máxima importancia que el paciente se haga ver por su médico con regularidad, que siga las instrucciones que éste le dé, que coma bien, que descanse y haga ejercicio con moderación. Cuando sea posible, debe compartir la vida, con todas sus penas y alegría, con las personas que lo quieren.

Estoy consciente de que no todos los tratamientos están al alcance de todas las personas y, a veces, aunque lo estén, no dan los resultados que uno espera. A parte, hay condiciones que los medicamentos no ayudan a mejorar, como la angustia que sufre la persona cuando se entera de que tiene una enfermedad terminal. Espero que después de haber leído este libro se sienta un poco mejor preparado o preparada para brindar apoyo al ser querido que se encuentre en esa situación o al que está a punto de morir. Ofrézcase y verá que ambos van a lograr reír más.

Ojalá y lea este libro con alguien a quien quiera mucho. Sugiero que lo lean y vean si están o no de acuerdo. Discutan sus sentimientos en relación con lo que aquí se trata.

Si usted es un paciente, tal vez el libro le facilite compartir su diagnóstico con alguien para que no tenga que atravesar el camino solo. Si es un ser querido o el amigo fiel de un enfermo, espero que le permita entender mejor por lo que pasa una persona cuando su médico le anuncia que tiene una enfermedad muy seria o que ya el sol de su vida está a punto de desaparecer tras el horizonte.

Dios quiera que este libro le ayude a ayudar y a ayudarse a sí mismo.

Suerte.

Apéndice

He preparado los siguientes formularios basándome en los numerosos documentos parecidos a estos que he visto en mis años de trabajo como enfermera. Los publico para darles una idea de la información que deben tomar en consideración al crear un documento propio, porque es importante dar a conocer los deseos personales a los seres queridos y a las autoridades médicas.

Muestro estos documentos con el propósito de inspirar al paciente a tomar control sobre el fin de su vida. Es posible que en su país no existan leyes que protejan su derecho a decidir cómo quiere que los médicos lo traten cuando se aproxime su muerte, en ese caso es importante que hable con su médico de cabecera mientras tiene lucidez y fuerza. Así no habrá dudas ni posibilidades de afirmar que no sabía lo que estaba haciendo.

Para darle valor legal al documento, debe firmarlo frente a un juez de paz o un abogado. Ahora, si estos profesionales no están a su alcance pida a un grupo de amigos o a la trabajadora social del hospital que firmen como testigos de que usted estaba plenamente consciente y de que nadie le obligó a hacer esta declaración. Si estos documentos le sirven, los puede copiar o modificar de tal manera que reflejen su deseo.

Antes de tomar la decisión de dejar a alguien que decida por usted, siéntese con varias personas que usted aprecie y le aprecien y discutan lo que quiere incluir en el documento.

También asegúrese de que sus familiares estén conscientes de que ése es su deseo. Esto es importante ya que muchas veces los familiares tienen ciertos derechos legales que les dan autorización sobre una persona cuando pierde la capacidad de decidir por sí misma. Ahora, es muy posible que si están conscientes de sus deseos, los respeten.

Por último, hable en privado con quien quedará como su sustituto(a) de salud para que tenga claro lo que usted quiere, cuáles son sus valores religiosos y qué es lo que considera una vida digna de vivir.

Poder notarial para el nombramiento de un sustituto de salud

Yo, NOMBRE DEL PACIENTE, asigno a NOMBRE DEL SUSTITUTO, mi AMIGA, PRIMO, AMANTE, ESPOSO, ETC., a que tome las decisiones médicas necesarias para mi cuidado; siempre y cuando yo esté incapacitada(o) mental o físicamente. Este permiso avala exclusivamente tratamientos y procedimientos médicos. No incluye decisiones que tengan que ver con mis finanzas o herencia.

___ * Si yo me encuentro preñada quiero que se haga todo lo posible por salvar mi vida hasta que el bebé nazca.

* Marque **SÍ** o **NO**

Nota: ─────────────────────────────

─────────────────────────────────

NOMBRE DEL SUSTITUTO y yo hemos conversado íntimamente y ella/él conoce mis deseos.

Este poder notarial no tendrá valor alguno si yo estoy consciente y puedo expresar mis deseos.

Nombre del paciente	Fecha	Firma del paciente
Firma del sustituto	Fecha	Firma del sustituto
Testigo, fecha		Testigo, fecha
Testigo, fecha		Testigo, fecha

Al firmar, el sustituto acepta la responsabilidad de tomar las decisiones necesarias teniendo en cuenta lo que el paciente hubiese preferido. El sustituto no se hace responsable de gastos sostenidos, como consecuencia de sus decisiones.

El sustituto puede cancelar su compromiso en cualquier momento que desee. Se aconseja que avise al paciente si decide que no podrá cumplir lo prometido.

Este documento será invalidado en cualquier momento que el paciente lo desee. El original deberá ser devuelto al paciente y anotarse el cambio en el lugar apropiado, dentro de la historia medica del paciente.

El siguiente documento es presentado con el propósito de que sirva como un modelo que el paciente puede usar a la hora de preparar un comunicado por escrito para su médico de cabecera. En éste, el paciente puede expresar sus deseos sobre cómo quiere ser tratado en caso de que su enfermedad sea muy aguda y que la posibilidad de su muerte sea inminente.

Testamento en vida

Yo, NOMBRE DEL PACIENTE, en pleno uso de mis facultades mentales y sin que nadie me obligue, dejo saber mis deseos sobre el tratamiento médico y el cuidado que quiero que me den, si las situaciones que se mencionan a continuación suceden. Me reservo el derecho de anular este documento si cambio de parecer, sólo tengo que avisar a mi médico o enfermera y ellos anotarán el cambio en mi historia médica. El documento original me será devuelto.

1. Si desarrollo una enfermedad incurable o una condición que no mejorará y que puede causarme la muerte dentro de poco tiempo, autorizo a mi médico para que interrumpa los tratamientos y procedimientos que sólo sirvan para prolongar el momento de mi muerte. Quiero medicamentos que me brinden comodidad y alivien mi dolor. Le pido que retire o me suministre lo siguiente:

   ____ Medicamentos para el dolor.
   ____ Oxígeno.
   ____ Alguien que me acompañe.
   ____ Representante de mi religión.
   ____ Comida por la nariz o vena.
   ____ Agua o fluidos por vena.
   ____ Agua por boca.
   ____ Resucitación con respiración artificial, fármacos, electricidad.
   ____ Resucitación de boca a boca.
   ____ Purificación de sangre si me fallan los riñones.
   ____ Antibióticos.
   ____ Cirugía o procedimientos que invadan mi cuerpo.
   ____ Transfusión de sangre.

   Nota: _____

Marque cada categoría claramente con SÍ o NO.

continúa →

continuación →

2. Si me encuentro en estado de coma y mi médico considera que no me recuperaré, lo autorizo a interrumpir los tratamientos y procedimientos que sirvieran para prolongar mi condición. Quiero medicamentos que sirvan para brindarme comodidad y para aliviar mi dolor. Le pido retire o me suministre lo siguiente:

   ____ Medicamentos para el dolor.
   ____ Oxígeno.
   ____ Alguien que me acompañe.
   ____ Representante de mi religión.
   ____ Comida por la nariz o vena.
   ____ Agua o fluido por vena.
   ____ Agua por boca.
   ____ Resucitación con respiración artificial, fármacos, electricidad.
   ____ Resucitación de boca a boca.
   ____ Purificación de sangre si me fallan los riñones.
   ____ Antibióticos.
   ____ Cirugía o procedimientos que invadan mi cuerpo.
   ____ Transfusión de sangre.

   Nota: _____

   _____

Marque cada categoría claramente con SÍ o NO.

3. Si pierdo la razón y mi cuerpo está paralizado y mi médico considera que no voy a mejorar, lo autorizo a interrumpir los tratamientos y procedimientos que sirvieran para prolongar mi condición. Quiero medicamentos que me brinden comodidad y alivien mi dolor. Le pido retire o suministre lo siguiente:

   ____ Medicamentos para el dolor.
   ____ Oxígeno.
   ____ Alguien que me acompañe.

continúa →

continuación →

―― Representante de mi religión.
―― Comida por la nariz o vena.
―― Agua o fluidos por vena.
―― Agua por boca.
―― Resucitación con respiración artificial, fármacos, electricidad.
―― Resucitación de boca a boca.
―― Purificación de sangre si me fallan los riñones.
―― Antibióticos.
―― Cirugía o procedimientos que invadan mi cuerpo.
―― Transfusión de sangre.

Nota: _____

Marque cada categoría claramente con SÍ o NO.

4. Si estoy paralizado y no puedo expresarme y mi médico determina que las desventajas y el sufrimiento que puede causar el tratamiento adecuado son más que las ventajas y el alivio, lo autorizo a interrumpir los tratamientos y procedimientos que sirvieran para prolongar mi condición. Quiero medicamentos que sirvan para brindarme comodidad y para aliviar mi dolor. Le pido retire o suministre lo siguiente:

―― Medicamentos para el dolor.
―― Oxígeno.
―― Alguien que me acompañe.
―― Representante de mi religión.
―― Comida por la nariz o vena.
―― Agua o fluidos por vena.
―― Agua por boca.
―― Resucitación con respiración artificial, fármacos, electricidad.
―― Resucitación de boca a boca.

continúa →

continuación →

> _____ Purificación de sangre si me fallan los riñones.
> _____ Antibióticos.
> _____ Cirugía o procedimientos que invadan mi cuerpo.
> _____ Transfusión de sangre.
>
> Nota: _____
> _____
>
> Marque cada categoría claramente con SÍ o NO.
>
> 5. Si voy a tener un hijo o una hija, pero mi muerte se acerca, quiero que mi médico haga lo siguiente:
>
>   _____ Me dé todos los tratamientos necesarios para salvar mi vida hasta que el niño nazca.
>
> Nota: _____
> _____
>
> Marque cada categoría claramente con SÍ o NO.
>
> 6. Quiero que mi médico haga todo lo posible por salvar mi vida no importa cuál sea mi condición. Este pedido se extiende a todos los tratamientos y medicamentos que mi médico considere necesarios, que incluyen pero no se limitan a:
>
>   _____ Medicamentos para el dolor, oxígeno, alimentos por tubos o por venas, resucitación artificial con drogas y electricidad, purificación de sangre si me fallan los riñones, cirugía, transfusión de sangre y respiración artificial
>
> Nota: _____
> _____
>
> Marque cada categoría claramente con SÍ o NO.

Por ser enfermera y tener más de diez años de experiencia trabajando con pacientes terminales, le recomiendo que hable de estos documentos con su médico, antes de que su condición sea grave. Tal vez él puede hacerle sugerencias o aclarar los detalles de su enfermedad. Al discutir sus deseos con el médico, sabrá si él está de acuerdo con su forma de pensar o si sus creencias le impiden cumplir los deseos que usted da a conocer por escrito. En ese caso, tal vez tiene que cambiar de médico.

Le deseo mucha suerte.

Esta obra se terminó de imprimir
en septiembre de 2005, en los talleres de

IREMA, S.A. de C.V.
Oculistas No. 43, Col. Sifón
09400. Iztapalapa, D.F.

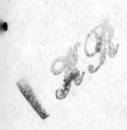